新安孤本醫籍叢刊

第一輯

王鵬/主編

2019年度國家古籍整理出版專項經費資助項目

傷寒從新

壹

〔清〕王潤基/撰　王鵬/提要

北京科学技术出版社

圖書在版編目（CIP）數據

傷寒從新 ：全6册 / 王鵬主編. — 北京 ：北京科學技術出版社，2020.1
（新安孤本醫籍叢刊. 第一輯）
ISBN 978-7-5714-0528-1

Ⅰ. ①傷… Ⅱ. ①王… Ⅲ. ①《傷寒論》—研究
Ⅳ. ①R222.29

中國版本圖書館 CIP 數據核字（2019）第229196號

新安孤本醫籍叢刊・第一輯. 傷寒從新

主　　編：王　鵬
策劃編輯：侍　偉　白世敬
責任編輯：侍　偉　白世敬　董桂紅　楊朝暉　劉　雪
責任校對：賈　榮
責任印製：李　茗
出 版 人：曾慶宇
出版發行：北京科學技術出版社
社　　址：北京西直門南大街16號
郵政編碼：100035
電話傳真：0086-10-66135495（總編室）
　　　　　0086-10-66113227（發行部）　0086-10-66161952（發行部傳真）
電子信箱：bjkj@bjkjpress.com
網　　址：www.bkydw.cn
經　　銷：新華書店
印　　刷：北京捷迅佳彩印刷有限公司
開　　本：787mm×1092mm　1/16
字　　數：1200千字
印　　張：238
版　　次：2020年1月第1版
印　　次：2020年1月第1次印刷
ISBN 978－7－5714－0528－1/R・2683

定　　價：4980.00元（全6册）

《新安孤本醫籍叢刊·第一輯》編纂委員會

主　編　王　鵬

副主編　王旭光　汪滬雙　黄　輝

編　委　王　鵬　王旭光　汪滬雙　黄　輝　鄧　勇　何　玲

　　　　譚　輝　羅夢曦　王　瑞　葉　紅　郭錦晨

#《新安孤本醫籍叢刊·第一輯》編輯委員會

前言

中醫藥學源遠流長，在其漫長的發展進程中，涌現出大批著名醫家，他們在學術上各領風騷，形成了衆多的醫學流派。不同流派的争鳴與滲透、交流與融合，促進了中醫藥學術的不斷進步和臨床療效的不斷提高。各家中醫學術流派薪火相承，後浪推前浪，鑄就了中醫藥學發展史上一道道亮麗的風景綫。

九州方隅，風物萬千，醫家臨證各有所長，傳習日久，漸成衆多地域醫學流派。地域醫學流派是對某一特定地域醫家學術特徵的整體概括，凸顯了中醫藥學辨證論治的原則性、多樣性和靈活性。

『天下明醫出新安。』安徽自古物寶文華、人杰地靈，是歷史上名醫輩出的地方，『南新安、北華佗』的原生態傳統醫學文化獨具特色和優勢。源自古徽州的新安醫學，以其鮮明的地域特色、厚重的傳統底藴、突出的學術成就、深遠的歷史影響，在我國地域醫學流派中獨樹一幟。作爲徽文化五大要素之一的新安醫學，儒醫輩出、世醫不絶，文獻宏富、名著林立，創新發明、學説紛呈，特色鮮明、影響深遠，傳承至今、經久不衰，是公認的綜合性地域醫學流派的典型代表。

傳統在本質上是一種歷史的積澱。富有生命力的傳統文化，從來都不衹是久遠的歷史，她具有超越時空的思想力量。中醫藥理論上以道御術，實踐中以術弘道，中醫藥的學術理論與實踐經驗，往往通過古代文獻這一載體得以傳承、延續。因此，我們必須重視中醫藥文獻的整理研究和價值挖掘，用前人的成就來啓發我們的智慧。中華人民共和國成立以來，學術界一直十分重視新安醫學文獻的整理與研究，以安徽學者爲核心，聯合國内其他地區學者，針對新安醫學古籍文獻開展了一系列卓有成效的研究工作，在文獻校注整理、醫家醫籍考證、名家學術思想研究等領域，取得了衆多具有代表性的成果，使一批重要的新安醫籍文獻得以整理出版，爲傳承發展新安醫學學術、弘揚優秀傳統文化做出了重要貢獻。但時至今日，仍然有大量重要的新安醫籍未曾經過系統整理和出版，這不能不説是一種遺憾。爲有效彌補既往古籍整理研究的不足，不斷完善新安醫學醫籍體系，進一步促進對新安醫家學術思想的深入研究，安徽中醫藥大學組建了專門的整理研究團隊，有計劃、分批次地開展新安醫學孤本、珍本醫籍文獻整理工作，并將整理後的新安醫籍叢書命名爲《新安孤本醫籍叢刊》。

《新安孤本醫籍叢刊・第一輯》共選取九種具有重要學術研究和實踐應用價值的新安孤本、珍本文獻，包括中醫理論類文獻一部、傷寒類文獻兩部、本草類文獻兩部、内科類文獻一部、雜著類文獻一部、名家醫案類文獻兩部，以完全保留原貌的形式影印出版，旨在挽救部分瀕臨亡佚的新安孤本、珍本醫籍；同時從作者、成書、版本、主要内容、學術源流及影響等方面爲每部著作撰寫内容提要，充分展現各醫籍的新安醫學特色及其對後世中醫藥學術傳承與發展的影響。

入選《新安孤本醫籍叢刊・第一輯》的文獻各有其學術價值和臨床特色。

《醫説》，十二卷，南宋新安醫家張杲撰，是我國現存最早的筆記體裁醫史傳記著作，也是現存成書年代最早的一部完整的新安醫籍。國内傳本主要有宋本、明刻本和《四庫全書》本等。其中宋本有二，分别藏於南京圖書館、北京大學圖書館，皆有闕失。宋本之外，刻印最良者當推明代顧定芳本，此本藏者較多，惟安徽中醫藥大學圖書館藏本較諸本多出顧定芳跋文一篇，彌足珍貴。

《醫理》，一卷，清代新安醫家余國珮撰，係作者對家傳醫學理法『已驗再驗』之後的全面總結。其將易理及道家觀念與醫學相結合，進一步闡發醫理，并後附醫案百餘種。此書未見刊行，僅存一種清宣統二年（一九一〇）皋邑蔣希原抄本，藏於安徽中醫藥大學圖書館。

《婺源余先生醫案》，一卷，清代新安醫家余國珮撰。全書按證類列，每證録案一至三則，共録醫案七十四則，多從『潤燥』論治，對辨析燥邪尤有創見，且與《醫理》一書相輔爲證。此書未見刻本，現僅存一種劉祉純抄本，藏於安徽中醫藥大學圖書館。

《傷寒從新》，二十卷，清末民初新安醫家王潤基撰。此書彙集歷代研究《傷寒論》名家的學術觀點，折衷傷寒各派，以温熱補充傷寒，以六經指導温病，是近代注解《傷寒論》的大成之作。現存一九三二年抄本，係孤本，藏於安徽中醫藥大學圖書館。

《傷寒論後條辨》，十五卷（附《讀傷寒論贅餘》一卷），清代新安醫家程應旄撰，係作者汲取方有執及喻嘉言錯簡重訂、綜合整理《傷寒論》條文之長，再行歸類條理，闡發己見而成，是傷寒錯簡重訂派的代表性著作之一。《傷寒論後條辨》版本較少，安徽中醫藥大學圖書館藏式好堂本存有書名頁，且較其他式好堂本多出黄周星序，是現存最佳版本。《讀傷寒論贅餘》刻本僅存式好堂本一種，藏於安徽中醫藥大學圖書館。

於安徽中醫藥大學圖書館和江西省圖書館。

《本草綱目易知録》，八卷，清代新安醫家戴葆元撰。此書以《本草綱目》《本草備要》爲基礎删補而成，仍分十六部，載藥一千二百零五種，末附全書病證索引《萬方針綫易知録》，是一部切合臨證實用的綜合性本草文獻。現僅存清光緒十三年（一八八七）婺源思補山房刻本，屬戴葆元私家刻本，藏於安徽中醫藥大學圖書館和江西省圖書館。

《程敬通先生心法歌訣》，一卷，明末清初新安醫家程敬通撰。全書按證分篇（每證下分病證歌訣、方藥歌訣兩部分），概述了五十七種病證之辨證與論治，内容簡明扼要，便於臨床記誦。此書未曾付梓，現僅存一種程六如抄本，藏於安徽中醫藥大學圖書館。

《程六如醫案》，八册，近現代新安醫家程六如撰。全書包括内科醫案六册、外科醫案二册，按時間順序排列，共載醫案九百餘則。每案首記患者之姓、所在之村和開方之日，後詳備病因病機、臨床症狀、治法方藥等，資料完整。此書未曾刊印，僅存抄本，藏於安徽中醫藥大學圖書館。

《山居本草》，六卷，清代新安醫家程履新撰。全書分身部、穀部、菜部、果部、竹木花卉部、水火土金石部六部，將《本草綱目》十六部中除禽獸蟲魚部外的藥物，分别選入六部之中，共載藥一千三百四十三種。該書是一部集養生和用藥經驗於一體的綜合性本草文獻，所輯藥物均是易得易取之品，所載炮製及用藥方法皆簡便易行。此書刻本僅存清康熙三十五年（一六九六）初刻本，藏於上海圖書館。

《新安孤本醫籍叢刊·第一輯》的整理出版工作，在北京科學技術出版社的大力支持下，成功獲批二〇一九年度國家古籍整理出版專項經費資助項目。北京科學技術出版社長期從事中醫藥古籍的整理出版工作，并將中醫藥古籍作爲重點圖書版塊加以打造，多年來出版了一系列學術水平高、業界影響大的中醫類古籍圖書，積纍了豐富的中醫藥古籍出版經驗，爲本次《新安孤本醫籍叢刊·第一輯》整理出版工作的順利實施提供了强有力的組織和技術保障，確保了本次整理項目的順利開展與按期完成。在此，謹對北京科學技術出版社及參加本項目出版工作的同道們致以衷心的感謝。

新安醫學的當代價值正體現在她實用的、不斷創新的、至今仍造福於民衆的知識體系中，而新安醫學古籍文獻則是這些知識體系的載體，是彌足珍貴的文化遺産。本次影印出版的《新安孤本醫籍叢刊·第一輯》，以具有重要實用價值的新安醫籍孤本、珍本文獻爲整理對象，與臨床實踐密切相關，能够更爲直接地用以指導臨床實踐工作，豐富現有的臨床辨證論治體系，促進中醫醫療水平的提高。我們衷心地期望，通過本叢刊的出版，能够更有效地保護并展示被廣泛認同、可供交流、原汁原味的新安醫籍珍貴文獻，同時爲弘揚新安醫學學術精華、傳承發展中醫藥事業貢獻一份力量。

編者

二〇一九年十月八日

目録

新安孤本醫籍叢刊·第一輯

傷寒從新

提要　王鵬

内容提要

《傷寒從新》，十六卷，清末民初醫家王潤基撰，是一部彙集歷代名家研究《傷寒論》觀點的著作。

一、作者與成書經過

王潤基，字少峰，又名浚，生於一八六七年，卒於一九三二年，安徽休寧人。其所撰醫著除《傷寒從新》之外，還有《脉學經旨》一卷、《内經選讀》一卷、《人身譜》二卷、《四大病》一卷、《雜症類鈔》四卷等，另輯《女科彙編》二册、《脉學撮要》一册。

王氏自幼聰悟，早年隨父在浙江湖州生活，曾入『恒裕』典業學徒，屢見家丁及親屬之病爲庸醫誤治，遂立志學醫。其初涉醫學，日間忙於門店生意，只能廣購、遍借醫書挑燈夜讀，孜孜不倦，無問寒暑，凡五年。因慮『讀雖勤，然不得師，仍事倍而功半』，遂於清光緒十五年（一八八九）拜湖州名醫凌曉五爲師。凌氏儒醫出身，學識淵博，擅治時疾，且授業有法，教王氏兼讀經史與醫書，廣采衆集，不囿一説，强調多臨證，故先囑其旁視、抄方，每遇疑難怪病，或提問或講解，於是潤基學業猛進，頗受青睞。清光緒十七年（一八九一），凌氏允潤基提前出師。王氏初於吴興臨診，後返回故里，懸壺於休寧。王氏兼通内、婦、兒科，精於大小方脉，尤以時證見長，名聲日隆，遠近求診者終日盈門。

《傷寒從新》原稿撰成於一九三二年。一九八五年春，安徽省衛生廳中醫處召開首届新安醫學研討會，《傷寒從新》書稿即陳列於展廳，備受與會的余瀛鰲、吴錦洪、王樂匋等專家贊賞。一九八八年，《傷寒從新》被安徽科學技術出版社納入『新安醫籍叢刊』，由汪文生、王仲衡據叢刊『整理校點細則』進行編輯整理，歷經三暑二寒，始成初稿。一九九〇年夏，王樂匋、張玉才對初稿進行了審定，對有關章節略做調整。一九九四年，安徽科學技術出版社正式出版『新安醫籍叢刊』本《傷寒從新》。

二、版本介紹

本書現存抄本係孤本，成於一九三二年，現藏於安徽中醫藥大學圖書館。全本共二十册，四眼綫裝。開本尺寸縱二十三厘米，横十五點七厘米；黑色版框，白口，單黑魚尾，四周單邊；版框尺寸縱十六點一厘米，横十一點六厘米。正文半頁十一行，行大字十八字，小字雙行，字數不定。封面和牌記有『王少峰』印章。

排印本爲安徽科學技術出版社於一九九三年出版的『新安醫籍叢刊』簡體標點整理本。此本據原抄本内容，統一了注家字型大小，增加了目録、提要、凡例和整理説明；原卷首所抄録的

『醫法長沙』『仲景傷寒論可統治男婦小兒雜病説』『古今醫書宜參考論』『勸醫論』『習醫規格』『六十年運氣病方』『《内經》摘要』等篇，因考慮與此書無直接關係，予以删除；對有文無篇名者，根據内容酌加了篇名；根據全文排列順序，將『少陰病主證』『少陰病古法』『少陰病新法』從『少陰下篇』移至『少陰上篇』。另，王氏在原稿中對《傷寒論》條文順序做了較大改動，使方藥往往不能與文相隨，故整理時進行了補序説明。

三、基本内容與構成

《傷寒從新》卷一至卷十爲六經諸篇，卷十一爲合病并病篇，卷十二爲痞滿篇，卷十三爲温熱篇，卷十四爲怪病篇，卷十五爲平脉篇，另增外篇列於卷十六。該書折衷傷寒各派，以温熱補充傷寒，以六經指導温病辨治，以述古法（正傷寒）、新法（類傷寒）爲補充，新增察舌辨苔諸法，廣泛汲取《傷寒論》注家之精闢見解，將《傷寒論》條文分解爲四百三十條，按病證、治方順序排列於相應篇中，於每條下選名家之言予以注釋，關鍵處則加按語以評注，間載自身驗案以證之，是近代注解《傷寒論》的大成之作。

四、引用文獻

該書引用文獻極其豐富，計參引著作二百餘種，擇取注文四千餘條。引録諸家注文時，有在文首署名者，係引録原文；有在文末署名者，係據諸家注文摘録；也存在以書署名者或引用注書、注家而用簡稱者。王潤基以實事求是的態度，善擇名家之注，集各家注解於一書，意在讓讀者自己權衡斟酌、判定是非。王氏對吴謙、張路玉、柯琴、尤在涇、吴坤安等的觀點非常推崇，多有采用，同時兼集方有執、章楠、程應旄、喻昌、舒紹和、陳修園等維護舊論與錯簡重訂派之説，以促進傷寒學術争鳴和臨床實踐發展。在認爲醫家注解可能存在主觀局限性的地方，王氏附以自身見解，給予補充發明，以求原汁原味闡發經旨。

五、學術價值

（一）兼收并蓄，補充發揮

王潤基認爲，仲景《傷寒論》文字古奥、義理深邃，自成無己首次注解後，歷代醫家注釋繁多，見解不一，在一定程度上導致傷寒之理難明，門户之見日深，使後學者無所適從，無益於醫學之發展，這也是其編撰《傷寒從新》的本意。故而王氏兼收并蓄，集各家注解，擇優而取，并附以己見，以見仁見智。

（二）寒温分篇，綱舉目張

王潤基認爲，王叔和整理的《傷寒論》太陽首篇只有温病和風温兩條，且有諸多混淆，全論略於温而詳於寒，造成了後人的傷寒、温病門户之争。故而其主張寒温分篇，將温病部分從六經病中分出，予以單列，與痙、濕、暍、霍亂、差後、陰陽易篇并列，如此則更加綱舉目張，不致混淆甚至誤治。

（三）六經辨證，分經論治

清代醫家柯琴在《傷寒論翼》中説：『仲景之六經，爲百病立法，不專爲傷寒一科。傷寒、雜病，治無二理，咸歸六經之節制。』王潤基十分贊同柯氏主張，强調：『傷寒有六經之分，井然不雜，治者可按經論證，直指某經之病，則可用某經之藥，於法不雜。最難明者，莫如合病、并病，其次經、腑、標本、傳經。長沙三九七條，條中有常法，亦有合病、并病之變局，如辨析不明，誤治必多。』

（四）增輯外篇，認病識證

《傷寒從新》不但在六經每篇中都安排有各經主證、古法、新法之論述，而且在全書最後增輯外篇，采録《醫宗金鑒》《傷寒大白》《醫悟》《醫林繩墨》等書中有關内容，并結合自身臨證經驗和心得體會，類分編纂，補充形成了一整套四診八綱辨證論治方法體系。所增輯之外篇，首列四診，包括察舌胎、目、口唇、鼻、耳等十條；繼則分列傷寒治例、辨傷寒脉、表證等四十一條；次之爲六經主證心下悸等十七條；最後以陶隱居合藥分劑法則收尾。王氏於外篇中强調，臨證時一定要活用認病識證之法，觀察邪正盛衰消長的客觀規律，以掌握具體病證的辨證論治真諦。這也是王氏增輯外篇的良苦用心之體現。

安徽中醫藥大學　王鵬

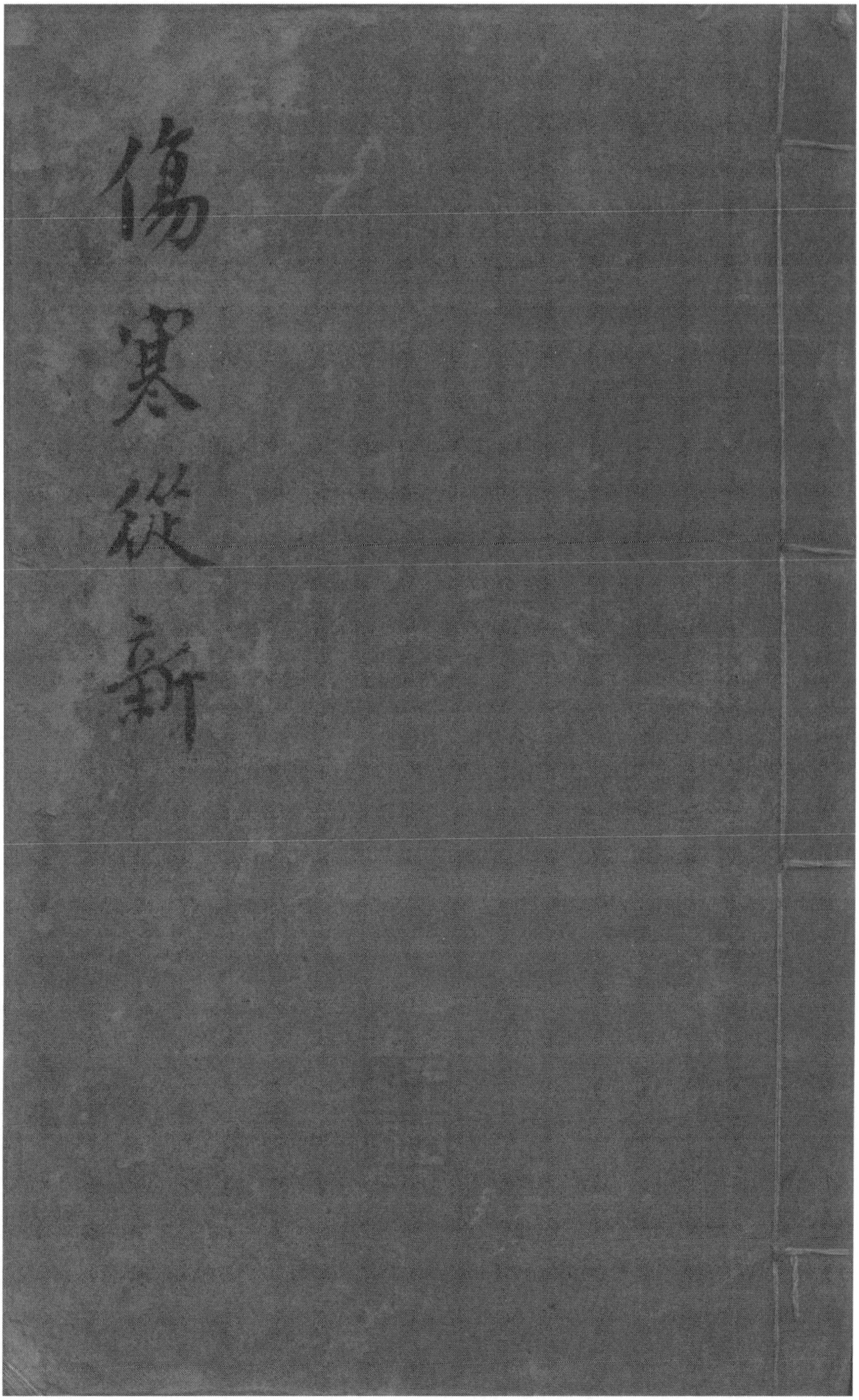
傷寒從新

傷寒從新

休陽王少峰輯学

張機傷寒雜病論原序

新安王少峯輯

余每覽越人入虢之診望齊侯之色未嘗不慨然歎其才秀也怪當今居世之士曾不留神醫藥精求方術上以療君親之疾下以救貧賤之厄中以保身長全以養其生但競逐榮勢企踵權豪孜孜汲惟名利是務崇飾其末華其外而悴其內皮之不存毛將安附焉卒然遭邪風之氣嬰非常之疾患及禍至而方震慄降志屈節欽望巫祝告窮歸天束手受敗賫百年之壽命持至貴之重器委付凡醫恣其所措咄嗟嗚呼

厥身已斃神明消滅變為異物幽潛重泉徒為啼泣痛夫舉世昏迷莫能覺悟不惜其命若是輕生彼何榮勢之云哉而進不能愛人知人退不能愛身知己遇災值禍身居死地蒙蒙昧昧蠢若遊魂哀乎趨世之士馳競浮華不固根本忘軀徇物危若冰谷至於是也余宗族素多向餘一百建安紀年以來猶未十稔其死亡者三分有二傷寒十居其七感往昔之淪喪傷橫夭之莫救乃勤求古訓博採眾方撰用素問九卷八十一難陰陽大論胎臚藥錄并平脈辨症為雜病傷寒論合十六卷雖未能盡愈諸病庶可

以見病知源若能尋余所集思過半矣夫天布五行以運萬類人稟五常以有五藏經絡府俞陰陽會通玄冥幽微變化難極自非才高識妙豈能探其理致哉上古有神農黃帝岐伯伯高雷公少俞少師仲文中世有長桑扁鵲漢有公乘陽慶及倉公下此以往未之聞也觀今之醫不念思求經旨以演其所知各承家技終始順舊省疾問病務在口給相對斯須便處湯藥按寸不及尺握手不及足人迎趺陽三部不參動數發息不滿五十短期未知決診九候曾無彷彿明堂闕庭盡不見察所謂管窺而已夫欲視

死別生實為難矣。孔子云：生而知之者上，學而亞之，多聞博識，知之次也。余宿尚方術，請事斯語。漢長沙守南陽張機序。

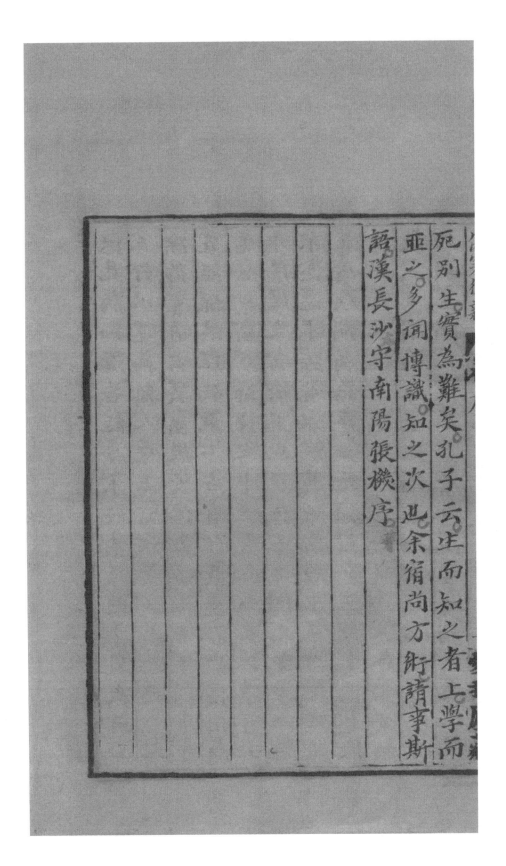

張機列傳

張機字仲景南陽棘陽人也學醫於同郡張伯祖盡得其術靈帝時舉孝廉官至長沙太守少時與同郡何顒客遊洛陽顒謂人曰仲景之術精於伯祖仲景宗族二百餘口自建安以來未及十稔死者三之二而傷寒居其七乃著傷寒論十卷行於世華陀讀而喜曰此真活人書也又著金匱玉函要略三卷漢魏迄今家肆習論者推為醫中亞聖而范蔚宗後漢書不為仲景立傳君子有遺憾焉襄陽府志

按何顒別傳同郡張仲景總角造顒謂曰君用

思精而韻不高後將為名醫卒如其言顒先識
獨覺言無虛發仲景之方術今傳於世
按皇甫謐甲乙經序漢有張仲景奇方異治施
世者多不能盡記其本末見侍中王仲宣時年
二十餘謂曰君有病四十當眉落半年而死令
服五石湯可免仲宣嫌其忤受湯勿服居三日
見仲宣謂曰服湯否仲宣曰已服仲景曰色候
固非服湯之診君何輕命也仲宣猶不言後二
十年果眉落後一百八十七日而死終如其言
仲景論廣伊尹為數十卷用之多驗

傷寒從新總目

新安王少峰拙輯

卷二

卷五

陽明下篇

卷七

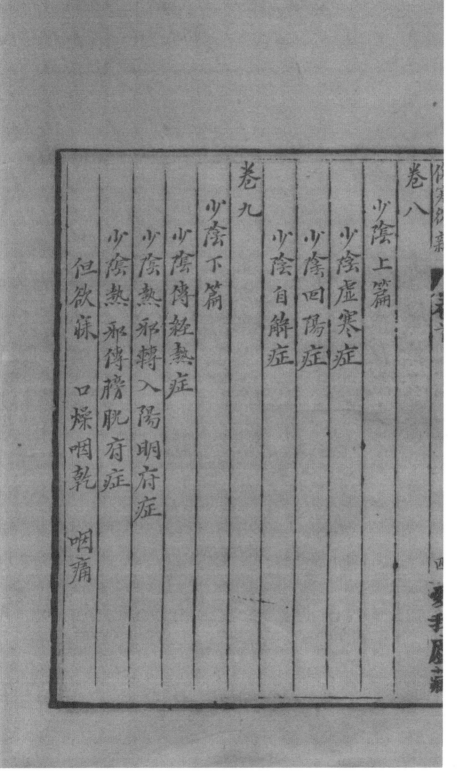

卷十

卷十一

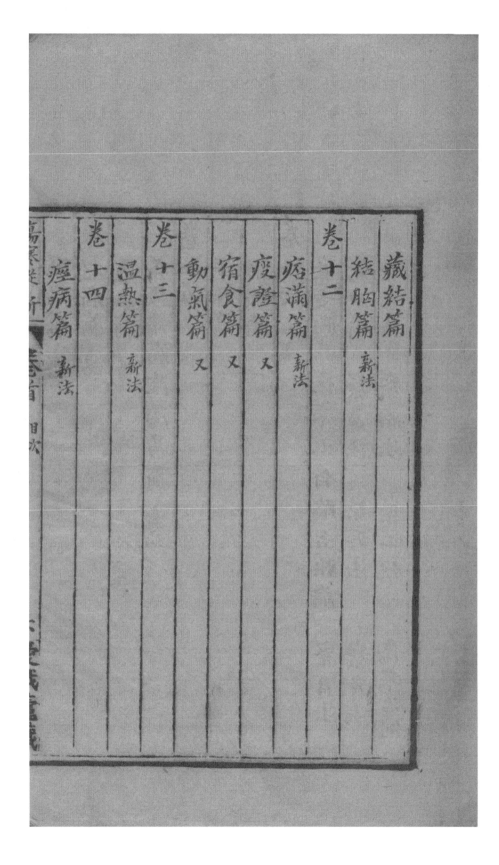

辨傷寒脉

表症

表裡兼症

裡症

陽症

陰症

陽盛格陰

陰盛格陽

傷寒傳經從陽化熱從陰化寒原委

太陽風邪傷衛脉症

太陽寒邪傷營脉症

少陽三可

三陰受病傳經欲愈脉症

太陰陰邪脉症

太陰陽邪脉症

太陽陽明表裡同病

少陰陰邪脉症

少陰陽邪脉症

少陰太陽表裡同病

厥陰陰邪脉症

厥陰陽邪脉症

少陰厥陰外熱裡寒脉症

兩感

陽毒

陰毒

太陽陽邪停飲

太陽陰邪停飲

少陰陰邪停飲

少陰陽邪停飲

心下悸

戰振慄

筋惕肉瞤

煩躁不眠懊憹

難治死症

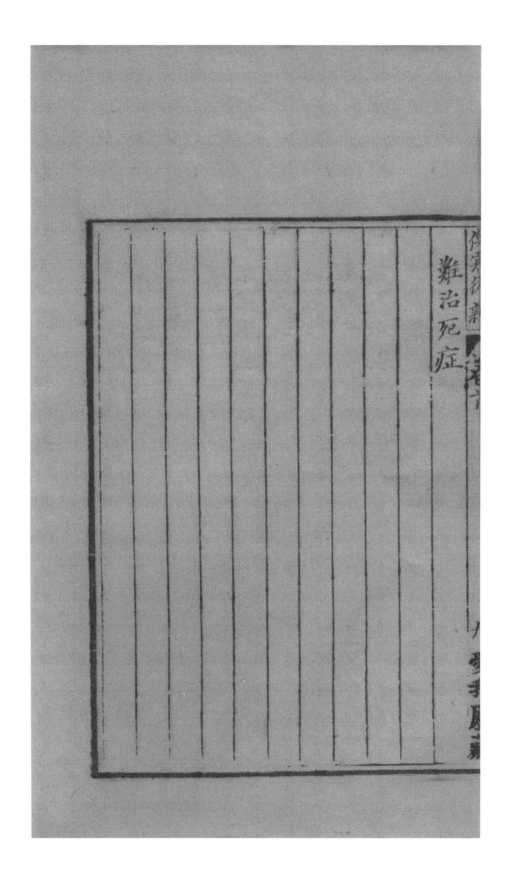

傷寒從新　目錄

漢張機原文　寓吳興王少峰輯
受業　張子菴校

營衛俱傷證四

大青龍湯 第卅五條

真武湯 見少陰篇

温粉方 第卅六條

小青龍湯 第卅八條

宿病禁汗證五

太陽自解證六

發熱 惡寒 惡風 頭痛 項强

体痛

正太陽古法

太陽〻明 新法

卷二

卷三

太陽下篇

寒傷營壞證一

桂枝去芍藥湯 第七十三條

桂枝去芍藥加附子湯 第七十四條

桂枝加厚樸杏仁湯 第七十四條

調胃承氣湯 見陽明篇

麻杏甘石湯 第八十一條

梔子厚朴湯 第八十二條

梔子甘薑湯 第八十四條

梔子豉湯 第八十五條

梔子甘草湯 第八十八條

梔子生姜湯 又

乾姜附子湯 第九十條

四逆湯 見少陰篇
芍藥甘草附子湯 第九十三條
麻黄連軺赤小豆湯 第九十六條
梔子栢皮湯 第九十七條
茵陳蒿湯 第九十八條
炙甘草湯 第九十九條

營衛俱傷壞證二

桂枝麻黄各半湯 第百條
桂枝二越婢一湯 第百一條
桂枝二麻黄一湯 第百二條
桂枝去桂加茯苓白朮湯 第百三條

火逆證三

桂枝甘草龍骨牡蠣湯 第三十條

卷四

陽明上篇

陽明經證一

桂枝湯 見太陽篇

麻黃湯 又

吳茱萸湯 第三百條

陽明自解證二

胃實不便　自汗　不眠　頭汗出

手足汗　潮熱　譫語　狂亂

循衣摸床　渴

卷五

陽明下篇

茵蔯蒿湯 見太陽下篇

抵當湯 見太陽中篇

五苓散 見太陽中篇

調胃承氣湯 第二十七條

梔子豉湯 見太陽下篇

麻子仁丸 第二十八條

正陽陽明府證 三

大承氣湯 第二十條

小承氣湯 第二十條

少陽陽明府證

大柴胡湯 見少陽篇

卷六

少陽全篇

太柴胡湯 第弍百共條

柴胡加芒硝湯 又

少陽轉陽明府證三

少陽經將傳太陰證四

少陽自解證五

口苦咽乾

目眩

耳聾

往來寒熱

胸脇滿痛

嘔

卷八

少陰上篇

麻黄附子甘草湯 又

附子湯 第弍百四十五條

四逆湯 第弍百四十八條

白通湯 又

白通加猪胆汁湯 又

真武湯 第弍百五十條

通脉四逆湯 又

吴茱萸湯 見陽明篇

少陰回陽證二

少陰自解證三

卷九

少陰下篇

乾姜黄連黄芩人参湯 第二十九條

通脉四逆湯 見少陰篇

桂枝湯 見太陽上篇

吳茱萸湯 見陽明篇

純陰無陽證二

四逆湯

通脉四逆湯加猪胆汁 第三十條

四逆加人参湯 又

陰陽錯雜證三

當歸四逆湯 第三十一條

當歸四逆加吳茱萸生姜湯 第三十二條

梔子豉湯 見太陽下篇

麻黄升麻湯 第三百卅條

純陽無陰證四

白頭翁湯 第三百卅六條

陽進欲愈證五

厥陰轉陽明府證六

小承氣湯 見陽明篇

厥陰轉少陽經證七

小柴胡湯 見少陽篇

厥陰回陽熱從外解證八

桂枝湯 見太陽篇

卷十一

卷十三

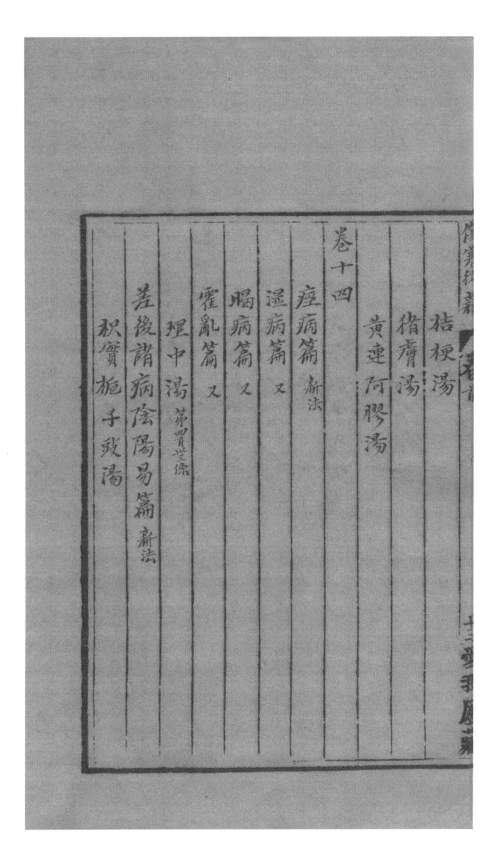

三陽受病傳經欲愈脉症

陽明表病脉症

陽明熱病脉症

陽明府病脉症

陽明三慎

少陽脉症

少陽三禁

少陽三可

三陰受病傳經欲愈脉症

太陰〻邪脉症

太陰陽邪脉症

太陽陰邪停飲

少陰陰邪停飲

少陰陽邪停飲

心下悸

戰振慄

筋惕肉瞤

煩躁不眠懊憹

神昏狂亂蓄血發狂

喘急短氣

呃逆噫噯

吐嘔

傷寒從新

卷首

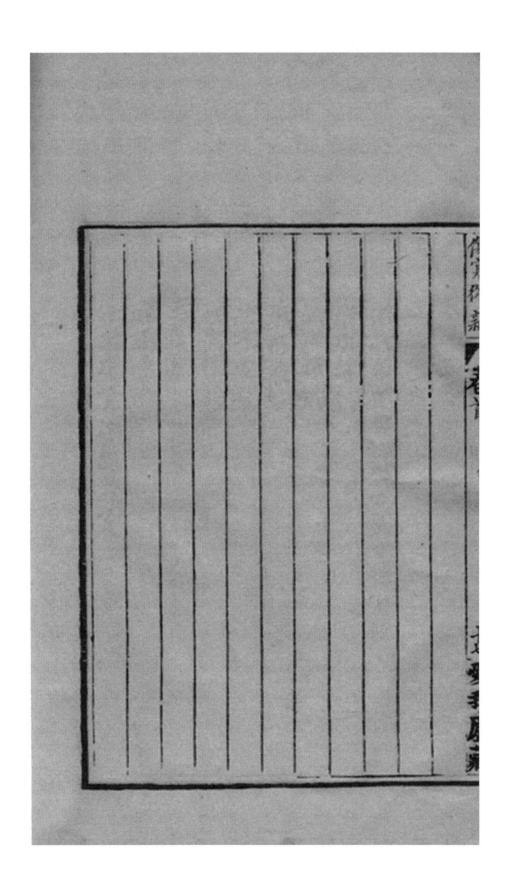

類傷寒辯

凡感四時六淫之邪而病身熱者今人悉以傷寒名之是傷寒者熱病之總名也其因于寒者自是正病若夫因暑因濕因燥因風因六淫之兼氣或非時之戾氣發為風溫濕溫溫病寒疫等症皆類傷寒也病熱雖同所因各異不可概以傷寒法治之且傷寒正病絕少類傷寒尤多苟不辨明未免有毫厘之差準繩獨以類症弁諸首亦以辨症為先務也用倣其意首列類症允同傷寒之例而治者十一症不同者八症共十九症庶臨症得其

先務云

冬温　春温　寒疫　熱病　風温

霍亂　痓　濕痹　風濕　中暍

濕温 共十一症

傷食　瘧　脚氣　内癰　虚煩

黄耳　赤胸　畜血 共八症

自霜降以後天氣寒凝感之即病傷寒也

霜降以後當寒不寒乃更温暖因而衣被单薄

以致感寒而病者冬温也

春時天道和暖育人壯熱口渴而不惡寒者温

病也以辛温藥汗之則死矣若天令尚寒冰霜

未解感寒而病者亦傷寒也

三月以後八月以前天道或有暴寒感之而病者時行寒疫也此寒疫亦傷寒也不得以正疫治之

夏至以後時令炎熱有人壯熱煩渴而不惡寒者熱病也熱病與中暑相似但熱病脉盛中暑脉虛為異

夏月有病頭痛譫語自汗身不甚熱兩脛逆冷四肢沉重胸腹滿而渴者濕溫也其人常傷於濕因而中暑濕熱相蒸故發此病不可發汗

頭痛身熱自汗與傷寒同而脉尺寸俱浮身重默默但欲眠鼻鼾語言難出四肢不收者風溫

也不可發汗

病嘔吐而腹痛泄瀉惡寒發熱或吐或利而發熱者霍亂也

身熱足寒頸項強急惡寒時頭熱面赤目脉赤獨搖頭口噤背反張者痓也

病者一身盡痛發熱晡劇脉浮而濡額上微汗不欲去衣被或四肢浮腫此風濕也不可大汗若汗大出風去濕不去但令微微似欲汗出者風濕俱去也

太陽中暍發熱惡寒身重而痛汗出而渴脉微弱也

以上十一症同傷寒施治

頭痛發熱與傷寒同而身不痛右關短滑左脉和平者傷食也中脘必痞悶亦有停食兼感寒者人迎氣口脉俱大

憟寒發熱惡風自汗胸滿氣上冲咽不得息與傷寒相似而頭不痛或時痛時止其脉緊而不大者痰也痰在上焦則寸口脉沉滑或沉伏痰在中焦則右關脉滑大有氣鬱則沉而滑夾食則短而滑凡脉弦滑者有痰飲偏弦者主飲沉弦者有懸飲內痛

發熱憎寒頭痛肢節痛嘔惡與傷寒相似而痛

起自脚〻膝腫痛兩脛滿或枯細大便堅者脚氣也

脉浮數發熱淅〻惡寒若有痛處飲食如常者內癰也胸中隱痛振寒脉數咽干不渴口中欬時出濁唾腥臭久而唾膿者肺癰也小腹重皮急按之痛便數如淋久必便膿血時〻汗出復惡寒脉滑而數者腸癰也胃脘隱〻而痛手不可近胃脉沉細人迎逆而盛者胃脘癰也

煩熱與傷寒相似而脉不浮緊頭不痛身不痛不惡寒或煩時痛亦痛煩止而痛止者虛煩也

發熱如傷寒而其人有所從高墜下跌撲損傷

或感怒叫呼或强力負重無何而病小便自利口不甚渴挾胸脇膈腹間有痛處或手不可近者畜血也以上出準繩

發熱惡寒脊强背直有似痙狀耳中策策作痛者黄耳也此屬太陽風入腎經以荊防敗毒散加蟬衣黄芩赤芍紫荊皮寒邪重者以小續命湯加白附天虫天麻外治法用苦參磨水滴耳中或用天荷葉汁滴入

發熱惡寒頭痛似傷寒而胸膈赤腫疼痛者赤胸也屬少陽風熱以荊防敗毒散加芩連瓜娄元參赤芍升麻紫荊皮大便燥實大黄亦可用

外治法用三稜針刺其血則腫消痛止

以上八症不同傷寒施治

按傷寒類症雖多惟溫熱獨於傷寒為尤重以今之傷寒大半屬於溫熱也且治法與傷寒不侔傷寒入足經而溫邪兼入手經傷寒宜表而溫邪忌汗傷寒藥宜辛溫而溫邪藥宜辛涼苟不辨明必有誤治故以溫熱立論而以溫熱之法為兼治也凡列於太陽症內是傷寒正病而列於陽明少陽經中其症都屬溫熱蓋少陽木火之氣陽明濕熱之藪其風溫溫熱之邪自是同氣之感他如霍亂腳

氣等症治法各隨本門

六經病

太陽總要述古

表實無汗麻黃湯　表虛自汗桂枝湯

內熱煩躁大青龍湯　內寒咳嗽小青龍湯

熱喘麻杏甘石湯　寒喘桂枝加厚朴杏仁湯

項背強葛根湯　水畜膀胱五苓散

如瘧無汗桂枝麻黃各半湯　有汗桂枝二麻黃一湯

寒多熱少桂枝二越婢一湯　寒熱發黃麻黃連翹赤小豆湯

陽明總要述古

外邪表實麻黃湯　外邪表虛桂枝湯

外邪表實麻黄湯重文　外邪表虚桂枝湯重文

陽明内熱表症　上焦梔子豉湯

中焦白虎湯　下焦猪苓湯

胸有寒邪瓜蒂散　陽明府病實热裡症

急下大承氣湯　緩下小承氣湯

潤燥緩下調胃承氣湯　鬱熱發黄茵陳蒿湯

少陽總要述古

少陽感寒小柴胡湯　少陽中風小柴胡湯

太少合病下痢黄芩湯　少陽結熱於陽明大柴胡湯

太少合病胃未實從少陽治小柴胡湯

陽明發潮熱大便溏胸脇滿小柴胡湯

陽明不大便舌上白胎胸滿而嘔小柴胡湯
傷寒脉陽濇陰弦腹中急痛小建中湯不差者小柴胡湯
傷寒胸熱胃寒腹痛欲嘔吐黃連湯

太陰總要述古

太陰感寒理中湯　太陰中風桂枝湯
太陰轉屬陽明便硬發黃茵陳五苓散
太陰自利不渴藏有寒四逆湯
惡寒脉微復利四逆加人參湯
太陰誤下成寒實結胸三物白散
太陽誤下熱邪陷太陰腹痛桂枝加芍藥湯腹滿大痛桂枝加大黃湯

少陰總要述古

少陰感寒表症。麻黃附子細辛湯。

少陰表裡虛寒。附子湯。

少陰下利厥冷。脉微欲絕。四逆湯。

利止脉不出。咽痛面赤。不惡寒。陰似陽。通脉四逆湯。

少陰陰邪停飲。下利腹痛。小便不利。真武湯。

少陰陽邪停飲。下利嘔渴。小便不利。豬苓湯。

泄利下重。少陰熱厥。四逆散。

少陰心煩不得卧。黃連阿膠湯。

少陰病轉屬陽明。自利清水純青。大承氣湯。

少陰六七日。腹脹不大便。大承氣湯。

厥陰總要述古

厥陰中寒當歸四逆湯

厥陰中風桂枝湯

厥陰熱利下重白頭翁湯

久利不止烏梅丸

厥陰寒格食入即吐乾姜黄芩黄連人参湯

蚘厥脉微膚冷時煩烏梅丸

厥陰厥微熱微四逆散

脉滑而厥爲熱厥白虎湯

温熱病要方

上焦篇

梔子豉湯

梔子　香豉

辛涼平劑銀翹散

連翹　銀花　桔梗　薄荷

竹葉　甘草　豆豉　荊芥

若胸膈悶者。加藿香。川鬱金。渴甚者。加鮮石斛。或花粉。咽痛項腫者。加馬勃。元參。衄者。去荊芥。豆豉。加白茅根。側柏葉。梔子。咳者。加杏仁。熱漸入裡。加鮮生地。麥冬。小便短赤者。加知母。黃芩。

辛涼輕劑桑菊飲

杏仁　連翹　桑葉

菊花　芦根　薄荷

若氣粗如喘燥在氣分者加石羔知母舌絳

夜熱邪初入營加元參羚羊犀角若在血分

者去薄荷芦根加鮮生地丹皮肺熱甚加黄

芩渴加石斛花粉

白虎湯

石羔　知母　甘草　粳米

玉女煎去牛膝熟地加生地元參湯

犀角地黄湯

清宮湯　牛黄丸　紫雪丹　至寶丹

普濟消毒飲去升麻柴胡黄芩黄連湯

連翹 薄荷 馬勃 大力子 荊芥

天虫 元參 銀花 板廿根 青黛

新加香薷飲

香薷 銀花 厚朴 鮮扁豆花

連翹 車前 竹茹 鮮佛手

白虎湯加茅朮方

余用過極效

生脉散

人參 麥冬 五味

清絡飲

鮮荷葉　鮮銀花　鮮扁豆花
絲瓜皮　竹葉心　西瓜翠衣
小半夏加茯苓湯再加厚朴杏仁湯
此方余屢屢用之或加梔子豉湯極效
梔子厚朴湯
梔子枳實湯
上二方乃上中焦法
三仁湯
杏仁　滑石　通草　白蔻　厚朴
米仁　半夏　竹葉　佩蘭　赤苓
此方亦上中法

宣痺湯

枇杷葉 欝金 射干 通草 香豉

千金芦根湯加滑石杏仁湯

芦根汁 米仁 桃仁 冬瓜子 滑石

杏仁泥

桂枝姜附湯

桂枝尖 乾姜 白术 熟附

此方治寒湿傷陽形寒脉緩舌淡或白滑

不渴方法

白虎加桂枝湯

此治温瘧骨節疼痛法

杏仁湯

杏仁　黄芩　連翹　滑石　桑叶

茯苓　蔻仁

此伏暑肺瘧法

桑杏湯

桑葉　杏仁　沙参　象貝

香豉　梨皮　蔗汁

此方治燥咳

翹荷湯

薄荷　連翹　梔皮　菉豆皮　苦丁茶

此方清竅不利耳鳴

清燥救肺湯

石羔 甘草 桑叶 人参

杏仁 麻仁 麦冬 枇杷

如痰多加川貝瓜蒌血枯加生地熱盛加

犀角羚羊角或加牛黄

杏蘇散

蘇葉 半夏 茯苓 橘红

前胡 枳壳 杏仁 七味

此治凉燥之方

凉膈散

此法半裡通熱三焦皆熱之方

鵲石散

黃連　寒水石

此治傷寒發狂要方。蓋狂症。非黃連不可

白虎全解毒湯

黃芩湯

六一散

中焦篇

大承氣湯

減味竹葉石羔湯

竹葉　石羔　麥冬　甘草

渚按承氣湯陽明府證。石羔湯經症藥

增液湯

元參　麥冬　生地

此治溫病無上焦證不大便當下之若其
人陰分素虧不可用承氣湯宜此方代之
為要怙

益胃湯

沙參　麥冬　冰糖　生地　玉竹

新加黃龍湯

生地　甘草　人參　生軍　元參
麥冬　當歸　海參　姜汁　芒硝

此方攻補兼施昔仲景無人參承氣湯

宣白承氣湯

生大黄　杏仁粉　蔞皮

導赤承氣湯

赤芍藥　生地黄　黄連

川栢片　粉芒硝

牛黄承氣湯

用牛黄丸化開調生軍末三錢

黄連黄芩湯

黄連　黄芩　鬱金　豆豉

此治溫病乾嘔口苦而渴尚未可攻此方主之不渴而舌滑者屬濕溫此方不可用

也

梔子柏皮湯

茵陳蒿湯

三石湯

滑石　石羔　杏仁　寒水石

銀花　金汁　通草　鮮竹茹

杏仁滑石湯

杏仁　滑石　黄芩　橘紅　黄連

鬱金　通艸　厚朴　半夏　佩蘭

半苓湯

半夏　雲苓　川連　厚朴　通草

苓姜术桂湯

即四味、治寒湿傷脾胃痰飲内生、舌胎白滑脘中痞滿、吞酸泛嘔、或酒客湿聚、此方主之

茯苓皮湯

茯苓皮　生米仁　木猪苓

白通草　淡竹葉　大腹皮

新製橘皮竹茹湯

橘皮　竹葉　柿蒂　姜汁

一加減正氣散

藿梗　厚朴　杏仁　茯苓皮

陳皮　神粬　麥芽　茵陳　大腹毛

黄芩滑石湯

黄芩　滑石　茯苓皮　白蔻仁

猪苓　通草　大腹皮　新會皮

下焦篇

加減復脉湯

炙甘草　乾生地　麥冬

清阿膠　生白芍　麻仁

救逆湯

即前方去麻仁加生龍骨生牡蠣脉虛大

欲散者加人參

一甲煎

生牡蠣 兩

此方治温病下後，大便溏甚，此方主之。大便不溏者，可服一甲復脉湯

一甲復脉湯

即於加减復脉湯去麻仁加牡蠣

黄連阿膠湯

見傷寒論少陰篇

青蒿鱉甲湯

青蒿 鱉甲 生地 知母 丹皮

此方治夜熱早凉，熱退無汗，熱自陰來，此

方主之

二甲復脉湯

即於加減復脉湯加生牡蠣生鱉甲治熱邪深入下焦脉沉數舌乾齒黑手指似覺蠕動急防痙厥也

小定風珠方

雞子黃　真阿膠　生龜版

童便沖　淡菜

此治既厥且噦脉細而勁

大定風珠方

生白芍　真阿膠　火麻仁　地黃

五味子　生牡蠣　大麥冬
炙甘草　生龜板　雞子黄
生鱉甲　或加西洋參、虚甚加吉林參鬚

以上温熱病諸方採其要者訂之以便查考
完宜参看原書可也

按傷寒論中表寒一類本是寒燥之邪所立
諸方祇此麻黄桂枝葛根柴胡四味藥係爲
經邪而設其餘皆從三焦論治與温病原不
相悖觀諸方便知麻黄爲主開表温病忌用
若嚴寒天氣實因感受風寒新邪引動伏邪
麻杏甘石湯亦不妨暫用其桂枝一味爲温

病所最忌以其温裡故也書云桂枝入口陽盛則斃承氣入胃陰盛以亡嘗見誤服桂枝變證蠭起不可不知葛根辛甘涼潤為陽明藥柴胡主治邪鬱胸脇温病亦有陽明及胸脇證故間有用之者總之有是病則用是藥不可拘執至救誤諸方如四逆真武理中輩乃為傷寒誤汗誤下傷陽而設皆與温病相反傷寒多傷陽故末路以扶陽為急務温病多傷陰故末路以養陰為要法此又寒温判若霄壤者也故並記之　王少峰拙識

傷寒註論

傷寒論一部爲文峻潔義理判於毫芒寓意淵奧神思運乎呼吸所以奪造化之權而扶天地之秘自非純思精慮洞古達今者不能善讀而善用之矣嘗攷諸家注釋成無已順文直解稍屬淺拘然創闢之功誠偉能爲來者所矜式方中行亦出新裁非無發揮然憑其私顛倒經文實作之俑喻嘉言略本中行更益端緒後人何以崇信之至柯韻伯學識頗高最有所見而猶多臆斷程郊倩間詰俚語失解經之體至論理精密殆非諸氏所及汪苓友處心平穩疏通前注

雖未能脫陋習固與專己守殘相去懸隔張隱菴及令韶率由舊本不敢錯易蓋不蹈時趨者錢天来辯訂不遺餘力然或失太鑿亦不無膠柱醫宗金鑑滙纂之洽殊為有益其删章改句無所不至抑亦妄矣其他不過摹倣勦襲換頭易面而已要之皆是莫非沈潛研覈溯源於仲景者然意見各出得失互存不為取舍而至執其瑕疵一概抹搬者不欲效尤也今此書之作證明文理討窮蘊於諸家註釋叅伍細考也

文政五年歲在壬午夏四月六日丹波元堅識於東洋

按傷寒為大病治法為最繁言之不勝言迅必熟讀仲景書再徧讀後賢諸書臨證方有把握仲景書為叔和編次或有差誤而成無己註解殊覺穩當續註者張卿子王三陽唐不巖沈亮宸張兼善張隱菴林北海諸人總不越其範圍自方程喻三家各以己意佈置而仲景原文從此遂無定局三註互有短長大約程不及方方不及喻然喻註太陽經分三大綱以悞汗悞汗悞下結胸畜血發黃等證分隸兩门似乎界限井然誰知以之治病全用不着蓋病初起時必將營衛分別過半月後殊难追溯何以指其由中

風傳變此由傷寒傳變此由風寒兩傷傳變哉傳變之證虛實寒熱猶恐糢糊又要恰合三綱此能言而不能行者也魏栢鄉周禹載沈目南等俱宗之亦徒悦服於空言而未嘗以之試驗耳盧子由疏鈔金錍不派三綱添出氣化形層標本四大等說愈覺支離愈入迷網其臟結諸条幾如牛鬼蛇神柯韻伯將兩家並譏不亦宜乎韻伯傷寒論翼固屬出奇高論所謂讀書具隻眼不蹈前人窠臼者微嫌其論六經盡翻前案欲立異以驚人究屬紙上談兵也從來註傷寒論者俱是順文註釋若遇不可通處或敷衍

混過惟程扶生經註頗明易曉然亦不敢直指原文之差悟至柯氏來蘇集始放胆刪改雖覺僭妄頗堪嘉惠後學而以方名編次又是一局徐靈胎傷寒類方實宗其式簡潔明淨以少許勝人多許校之程郊倩之繁詞一可當百沈亮封傷寒讀亦以少勝多者用六氣為提綱將平脉辯脉編入其中別開生面其論大青龍湯發前所未發一洗風寒兩傷營衛之陋說予細繹柯氏刪改處萬不及醫宗金鑑傷寒論之精當先列仲景原文另立正誤存疑二篇凡改者註小字於旁可刪者摘諸條於後是非判然智愚

皆曉真苦海之慈航昏衢之巨燭也江西舒詔傷寒集注大半亦為偽撰并取數方痛加詆毀別擬方以換之此亦救世婆心特未免於狂妄以視汪琥將陰陽二候分為二編各補後賢之方其意均欲使初學者不泥古方以害人而汪猶拘謹舒則放縱矣此外註家尚多如錢氏溯源集陳明伯集註尚有發明處其餘碌碌因人亦不足道要之讀書與治病時合時離古法與今方有因有革善讀書斯善治病非讀死書之謂也用古法須用今方非執板方之謂也尚讀仲景書不讀後賢書譬之井田封建周禮周官

不可以治漢唐之天下也僅讀後賢書不讀仲景書譬之五言七律崑体宮詞不可以代三百之雅頌也故吳殺蘊要節菴六書王宇泰傷寒準繩張路玉傷寒緒論俱有裨於後人即有功於仲景學者誠能以所引諸書廣為探索則所選諸案皆堪尚友矣余震識

仲祖傷寒論識為金科玉律奈註解甚难蓋代遠年煙中間不無脫簡又為後人妄增斷不能起仲景于九原而問之何條在先何條在後何處尚有若干文字何處係後人偽增惟有闕疑闕殆擇其可信者而從之不可信者而考之已

爾創斯註者則有林氏成氏大抵隨文順解不能透發精義然創始實難不爲無功有明中行方先生實能苦心力索暢所欲言溯本探微闡幽發秘雖未能處處合拍而大端已具喻氏起而作尚論補其缺略發其所未發亦誠仲景之功臣也然除却心解數處其大端亦從方論中來不應力詆方氏北海林先生刻方氏前條辨附刻尚論篇歷數喻氏僭竊之罪條分而暢評之喻氏之後又有高氏註尚論發明亦有得心可取處其大端暗竊方氏明尊喻氏而又力詆喻氏亦如喻氏之於方氏也北平劉覺菴先生

起而證之亦如林北海之證尚論者然公道自在人心也其他如鄭氏程氏之後條辨無足取者明眼人自識之舒馳遠之集註一以喻氏為主兼引程氏之後條辨雜以及門人之論斷若不如有方氏之前條辨者遂以喻氏竊方氏之論直為喻氏書矣此外有沈目南註張隱菴集註程雲來集註皆可閱至柯韻伯東蘇集不無發明可供採擇然刪改原文多逞臆說不若方氏之純正矣且方氏創通大義其功不可沒也喻氏高氏柯氏三子之於方氏補偏救弊其卓識妙悟不無可取而獨惡其自高己見各立門

户務掩前人之善耳後之學者其各以明道濟世為急毋以争名競勝為心民生幸甚 吴瑭識

醫法長沙

仲景先師為醫中之聖其著傷寒雜病論堪為千載之凖繩是也但經叔和編次久失真傳自柯韵伯先生著有傷寒論註論翼附翼書出發仲景之精微破諸家之僻見千載迷途一朝指破實為仲景之功臣醫學之金針也然大匠誨人能與人規矩不能使人巧仲景之方法猶規矩也如病别五臟治分六經以寒治熱以熱治寒以補治虛以瀉治實是也至春行夏令夏行

秋令秋行冬令冬行春令此其無定者也仲景即因其無定者而治之如五藏有变遷六經多轉属寒因寒用熱因熱用寒因寒用通因通用是也其先補後攻先攻後補寒熱並用攻補兼施此又變中之变也故一方可兼施數病諸方可移治雜病神而明之存乎其人余謂仲景六經治法猶孔明之八陣圖法茍能熟讀精思則臨症之時隨機應變自堪出入神化矣 程芝田識

仲景傷寒論可統治男婦小兒雜病説

且讀内經得窺軒岐之旨不外三才五行生尅之理人身列為六經六經分三陰三陽太陽為

開陽明為合少陽為樞此為三陽太陰為開少
陰為樞厥陰為合此為三陰也三陽為表三陰
為裡萬病出入不外六經六經者統手足而言
也此元氣營衛所体要寒熱虚實所考徵仲景
先師傳述闡發悉本内經著傷寒雜病論特拈
六經以審萬病六經各標提綱令人知有所向
若指南針也亦並無手足字冠頂自叔和刪輯
以六經獨為傷寒而設謂傷寒論獨治傷寒一
病叔和亂之於前諸家仍之於後千百年來莫
能出其窠臼甚至仲景之方世不敢用以為宜
古而不宜今各承家技自立新方雖有仲景之

名而無仲景之實將其方書湮没於世久矣幸柯韵伯先生出著有傷寒論註論翼附翼等書辨其紕謬透其元旨可欽句〻内經字〻仲景也於是仲景之書乃顯内經之旨益彰如五經四書註解經朱子手筆始有定評朱子可為孔孟之功臣而韵伯堪稱仲景之功臣不亦宜乎仲景之傷寒論無拘男女小兒雜症俱可統治即以婦人小兒論之如婦人雜病所異男子者惟月經胎前產後夫月經有血瘀經阻者輕者則桃仁承氣重則抵當湯丸可用也有血虛經閉者或因陰血虛則當歸建中湯猪苓湯復脉

湯可用也或因陽氣虧則理中黄芪建中吳萸諸四逆附子等湯可用也其胎前産後亦不外寒者温之熱者清之虚者補之實者瀉之之法六經諸方俱可選用因症加減不必拘方所謂遵仲景之意不必執仲景之方是也至小兒驚風之妄喻嘉言已闢之即為傷寒剛柔痓是小兒傷寒即遵太陽經治法可矣又吳又可論小兒因瘟疫發搐實非驚風是小兒温疫即遵陽明經温病治法可也推之乍寒乍熱致搐莫非少陽之條上吐下瀉致搐不外太陰之例如戴眼昏睡厥逆吐利即少陰經之陽虚症也四肢

牽引直視反張即少陰之陰虛症也其中更有陰極似陽乃邪入陰下虛格陽陰極煩躁陰陽駁雜之症俱闌少陰之變候不可不細辨也其寒熱消渴或不欲食而吐蚘或吐酸水無非厥陰之症至於舌燥唇乾煩渴不寐大便不通小便短赤亦係各經轉入陽明腑胃實之熱症也若初生門病只要辨胎火胎寒不外火則清之寒則溫之之法小兒五府即大人五臟雖分五臟宜脾腎二經腎虛而脾未虛者補腎爲先腎虛而脾亦虛者補脾爲急滋腎之品且不可用清涼之味斷不可投以脾腎二經乃一身根本也然

則婦人小兒可通治男子雜病更無疑也故仲景之方方外有法法外有法合是症便用是方也

程芝田識

古今醫書宜參考論

昔賢云觀今宜鑑古無古不成今今古醫書均宜參考爲考今古醫書不能盡述姑略提其要者言之知神農本草軒轅靈素越人難經長沙玉函以及劉李張朱四大名家之書皆可備讀也蓋讀本草者可知其性有寒熱溫凉平之不同其味有酸苦甘辛鹹之各異何爲補正何爲卻邪讀靈素者可以上明天文下達地理兼知

身藏腑經絡受病之因讀难經者可補內經脉象病因及奇經八脉之未逮讀玉函者可識傷寒雜病之源流此皆古聖之醫書必須玩索至於四大家者即河间劉守真法多苦寒温病熱病者須參考之東垣李明之法多升補內傷脾胃者須叅考之大積大聚者須參戴人張子和攻下之法陰虛內損者須考丹溪朱彥脩清補之法不特此四家以補先聖之未備可參可考而後所發之論偏亦有超出於四大家者如雲间李念莪西昌喻嘉言延陵吳又可金壇王宇泰會稽張介賓檇李沈目南長洲張路玉吳郡

薛立齋慈谿柯韻伯錢江張隱菴是也以上諸公各有著作皆當採取亦可以備參閱考近時之醫書亦不能盡述如古吳葉天士之臨證指南可知臨時之圓變用藥之靈機章虛谷之醫門棒喝可知名家之疵謬醒醫家之聾瞶淮陰吳鞠通之溫病條辨可知寒傷於足經溫傷於手經吳門周禹載之溫熱暑疫全書可知溫熱暑疫受病之源各別此皆時賢之書亦宜備考至於長樂陳脩園新安程觀泉鹽官王孟英武進費伯雄皆有著述所傳偏或有導竅之處亦宜參閱且思書有古今而人亦有古今古今氣

体俱孱令人氣体漸薄若執古方以治今人之病不亦重乎故醫家不可執古書而不讀今書亦不可執今書而不讀古書參考古今則醫理自得中和之道矣

勸醫論

梁簡文帝

勸醫曰天地之中惟人最靈人之所重莫過於命雖修短有分夭壽懸天然而寒暑反常嗜欲乖節故痎寒痟暑殁斃不同伐性爛腸摧年匪一拯斯之要實在良方故祇域醫王明於釋典如太師乃以醫王為號以如來能煩惱病祇能治四大乖為故亦有醫人之詠彭城秦國之稱

和緩李梁之遇盧氏鵲子之値越人爰至久視飛仙長生妙道猶変六一於金液改三七於銀丸蓄玉匣之秘研紫書之奥秘腰何是北斗靡遯凡民之有病者分而治之歳終則各書其所治而入於醫師知其愈與不愈以為後之法戒迅至知研精元理考覈儒宗晝日清談終夜講習始學則負墟尚訣積功則為師乃耆日就月將方稱碩學専經之後猶須劇談網羅愈廣鈎深理見廢欽不寤惟日不足又若為詩則多須見意或古或今或雅或俗皆須寓目詳其取去然有麗辭方吐逸韻乃生豈有秉筆不訊而能

善詩塞咒不談而能善義揚子雲言讀賦千首則能為賦況醫之為道九部之診甚精百藥之品难究察色辨聲其功甚秘秋辛夏苦幾微难識而比之術者未嘗稽合曽無討論多以少壯之時涉獵方書知甘草為甜桂心為辣便是宴取自足經方淺薄同庚數之讀莊子異孔子之好周易然而疾者求我又不能盡意攻治假使不能為拙自可即為已益所以然者若無膺責賤精加消息以前驗後自可解之日知所亡坐成妙術而又告以不能迅治疾者衆必以孟浪酬塞候人者多愛人者少是以日處百方月為

千軸未嘗不輕其藥性任其死生浮華之士於
何而得及其憂深親篤情切支肌患延膏肓疴
興府俞雖欲盡其治功思無所出何以故然本
不素習卒難改變故也胡麻鹿藿饒救頭痛之
疴麥麯芎藭反止河魚之疾思不出位事局轅
下欲救反死者於元都揭已名於綠帙其可得
乎術道困窮於斯實至誠當善思此意更與其
美非直傳名於後亦是功德甚深也

習醫規格

李梴著

醫司人命非質實而無偽性靜而有恒真知陰
功之趨者未可輕易以習醫志既立矣却可商

量用工每早對先天圖静坐玩讀孝經論語小學大有資力者次及全部四書古易白文及書經洪範無逸堯典

理會大意不必强記

蓋醫出於儒非讀書明理終是庸俗不能疏通變化每年將入门大字從頭至尾逐段誦讀必一字不遺若出諸口

如欲專小科則亦不可不讀大科欲專外科亦不可不讀内科蓋因此識彼則有之未有通於彼而塞於此者惟經涉淺深生熟故有分科不同

熟讀後潛思默想究竟其间意義稍有疑难檢
閱古今名家方書以廣詢見或就有德高明之
士委曲請問陶節菴云但不與俗人言耳蓋方
書不外於本草素难及張劉李朱縱有小方捷
法終不是大家數慎不可為其誑惑入門書既
融會貫通而後可成小醫愈加静坐玩讀儒書
稍知陰陽消長以己驗人由親及疎自料作東
於室天下合轍然後可以應人之求及其行持
尤不可無定規每五鼓清心静坐及早起仍玩
儒書一二以璧心源
時時不失平旦之氣為妙

及其為人診視先問證起何日從頭至足照依傷寒初證雜證及內外傷辨法逐一詳問證雖重而刊類明白者不須診脉亦可議方證雖輕而題目未定者必須仔细察脉

男必先左後右女必先右後左所以順陰陽升降也

先單看以知各經隱曲次總看以決虛實死生既診後對病言必以實或虛或實可治易治難治說出幾分證候以驗自己精神如有察未及者直令說明不可牽强文飾務宜從容擬議不可急迫激切以至恐嚇如診婦女須託其至親

先问證色與舌及所飲食然後隨其所便或證重而就牀簾帳診之或證輕而就门簾帷診之亦必以薄紗罩手

貧家不便醫家自袖薄紗

寡婦室女愈加敬謹此非小節及其論病須明白洞論辨析斷其為內傷外感或屬雜病或屬陰虛或內傷而兼外感幾分或外感而兼內傷幾分論方據脉指下所定不可少有隱秘依古成法參酌時宜年紀與所處順逆及曾服某藥否

女人經水胎產男子房室勞逸

雖本於古而不宜於古真如見其腑臟然後此心無疑於人亦不枉誤用藥之際尤宜仔細

六十年運氣病方　陳無擇著

附子山茱萸湯　六甲年敦阜之紀宜此主之

附子　茱萸　半夏　肉豆蔻　木瓜
烏梅　丁香　藿香　姜棗煎

黄連茯苓湯　六丙年漫衍之紀宜此主之

黄連　茯苓　麥冬　車前子　姜棗

麥门冬湯　六戊年赫曦之紀宜此主之

白芷　半夏　竹葉　鍾乳粉　桑皮
人參　甘草　紫菀　姜棗

牛膝木瓜湯　六庚年堅成之紀宜此主之

牛膝　木瓜　白芍　杜仲　杞子

菟絲　天麻　甘草　姜棗

苓术湯　六壬年發生之紀宜此主之

茯苓　白术　厚朴　青皮　乾姜

半夏　草果　甘草　姜棗

紫菀湯　六乙年從革之紀宜此主之

白芷　人參　黃芪　地骨皮　杏仁

甘草　桑白皮　姜棗

蓯蓉牛膝湯　六丁年委和之紀宜此主之

蓯蓉　牛膝　木瓜　白芍　熟地

當歸　甘草　烏梅　姜三片

白术厚朴湯　六己年卑監之紀宜此主之

白术　厚朴　半夏　桂心　藿香

青皮　乾姜　甘草　姜棗

五味子湯　六辛年涸流之紀宜此主之

五味　附子　巴戟　鹿茸　山萸

熟地　杜仲　姜七片

黄芪茯神湯　六癸年伏明之紀宜此主之

黄芪　茯神　遠志　紫河車　棗仁

正陽湯　子午之歲病宜此主之

白薇　元參　川芎　桑白皮　當歸

白芍　旋覆花　甘草

備化湯　丑未之歲宜此主之　太陰司天

木瓜　茯神　牛膝　附子　熟地

覆盆　甘草

升明湯　寅申之歲宜此主之　少陽司天

枟糸　車前　青皮　半夏　棗仁

甘草

審平湯　卯酉之歲宜此主之　陽明司天

遠志　枟糸　天冬　茱萸　白朮

白芍　甘草

靜順湯　辰戌之歲宜此主之　太陽司天

茯苓 木瓜 附子 牛膝 防風

訶子 乾姜 甘草

敷和湯 己亥 厥陰司天

半夏 五味 枳實 茯苓 訶子

陳皮 乾姜 甘草

風 厥陰司天 巳亥年	少陽在泉 火	右寸不應
熱 少陰司天 子午年	陽明在泉 燥	二寸不應
濕 太陰司天 丑未年	太陽在泉 寒	左寸不應
火 少陽司天 寅申年	厥陰在泉 風	左尺不應
燥 陽明司天 卯酉年	少陰在泉 熱	二尺不應
寒 太陽司天 辰戌年	太陰在泉 濕	右尺不應

峰按司天主上半年在泉主下半年首應有應不宜拘執耳。右寸不應及左尺諸不應非脈伏不見也乃不作病脈斷耳見三世醫案自知其蘊也夫

厥陰風木合肝膽　肝爲陰木　膽爲陽木

少陰君火合小腸心　小腸爲陽火　心爲陰火

太陰濕土合脾胃　膀胱爲陽水　腎爲陰水

少陽相火合三焦包絡　胃爲陽土　脾爲陰土

陽明燥金合肺大腸　三焦爲陽火　包絡爲陰火

太陽寒水合膀胱胃　肺爲陰金　大腸爲陽金

質金氣燥布秋　質土氣濕布長夏

質水氣寒布冬　質火氣暑布夏

質木氣風布春　惟濕土寄旺四時不爲主長夏也

傷寒從新卷首終

類經摘要

附傷寒例

新安王少峰鈔

胞弟　小峰校

攝生

今時之人其知道者食飲有節起居有常不妄作勞虛邪賊風避之有時志閒而少欲心安而不懼形勞而不倦高下不相慕嗜欲不能勞其目淫邪不能惑其心和於陰陽調於四時積精全神此能益壽而強者也從者治而逆則亂矣

○春三月此謂發陳天地俱生萬物以榮夜臥早起廣步於庭被髮緩形以使志生生而勿殺

予而勿奪賞而勿罰此春氣之應養生之道也
逆之則傷肝夏為寒變奉長者少○夏三月此
謂蕃秀天地氣交萬物華實夜卧早起無厭於
日使志無怒使華英成秀使氣得泄若所愛在
外此夏氣之應養長之道也逆之則傷心秋為
痎瘧奉收者少○秋三月此謂容平天氣以急
地氣以明早卧早起與雞俱興使志甯以緩秋
形收斂神氣使秋氣平無外其志使肺氣清此
秋氣之應養收之道也逆之則傷肺冬為飧泄
奉長者少○冬三月此謂閉藏水冰地坼無擾
乎陽早卧晚起必待日光使志若伏若匿若有

私意若已有得去寒就温無泄皮膚使氣亟奪此冬氣之應養藏之道也逆之則傷腎春為痿厥奉生者少○逆春氣則少陽不生肝氣内變逆夏氣則太陽不長心氣内洞逆秋氣則太陰不收肺氣焦滿逆冬氣則少陰不藏腎氣獨沉夫四時陰陽者萬物之根本也所以聖人春夏養陽秋冬養陰以從其根逆其根則伐其本壞其真矣

陰陽

陰陽者天地之道也萬物之綱紀變化之父母生殺之本始神明之府也治病必求於本也

寒極生熱〻極生寒〻氣生濁熱氣生清〻氣在下則生飧泄濁氣在上則生䐜脹此陰陽反作病之逆從也清陽出上竅濁陰出下竅清陽發腠理濁陰走五藏清陽實四肢濁陰歸六府水為陰火為陽陽為氣陰為味味歸形〻歸氣〻歸精〻歸化精食氣形食味味傷形氣傷精精化為氣氣傷於味陰味出下竅陽氣出上竅味厚者為陰薄為陰之陽氣厚者為陽薄為陽之陰味厚則泄薄則通氣薄則發泄厚則發熱氣味辛甘發散為陽酸苦涌泄為陰◎陰勝則陽病陽勝則陰病陽勝則熱陰勝則寒重寒則

熱重熱則寒寒傷形熱傷氣氣傷痛形傷腫故先痛而後腫者氣傷形也先腫而後痛者形傷氣也熱勝則腫寒勝則浮濕勝則濡瀉◎冬傷於寒春必病溫春傷於風夏生飧夏傷於暑秋必痎瘧秋傷於濕冬生咳嗽◎天氣通於喉地氣通於嗌風氣通於肝雷氣通於心谷氣通於脾雨氣通於腎六經為川腸胃為海九竅為水注之氣◎以天地為之陰陽陰中有陰陽中有陽平旦至日中天之陽〻中之陽也日中至黃昏天之陽〻中之陰也合夜至雞鳴天之陰〻中之陰也雞鳴至平旦天之陰〻中之陽也夫

人亦應之言人之陰陽則外為陽內為陰言人身之陰陽則背為陽腹為陰言人身中藏府陰陽則藏者為陰府者為陽肝心脾肺腎五藏皆為陰胆胃大腸小腸膀胱三焦六府皆為陽所以欲知陰中之陰陽中之陽者何也為冬病在陰夏病在陽春病在陰秋病在陽皆視其所在為施治也故背為陽ゝ中之陽心也背為陽ゝ中之陰肺也腹為陰ゝ中之陰腎也腹為陰ゝ中之陽肝也腹為陰ゝ中之至陰脾也

藏象

心者君主之官也神明出焉肺者相傳之官治

節出焉肝者將軍之官謀慮出焉胆者中正之官決斷出焉膻中者臣使之官喜樂出焉脾胃者倉廩之官五味出焉大腸者傳道之官化物出焉腎者作强之官伎巧出焉三焦者決瀆之官水道出焉膀胱者州都之官津液藏焉氣化則能出矣凡此十二官者不得相失也○心者生之本神之變也其華在面其充在血脉爲陽中之太陽通於夏氣肺者氣之本魄之處也其華在毛其充在皮爲陽中之太陰通於秋氣腎者主蟄封藏之本精之處也其華在髮其充在骨爲陰中之少陰通於冬氣肝者罷極之本魂

之居也其華在爪其充在筋以生血氣此為陽中之少陽通於春氣 ○ 脾胃大腸小腸三焦膀胱者倉廩之本營之居也名曰器能化糟粕轉味而入出者也凡十一藏取決於胆也 ○ 肺合大腸大腸者傳道之府心合小腸小腸者受盛〻府肝合胆胆者中精之府脾合胃〻者五穀之府腎合膀胱膀胱者津液之府也少陽屬腎腎上連肺故將兩藏三焦者中瀆之府也水道出焉屬膀胱是孤之府也是六府之所与合者也 ○ 東方青色入通於肝開竅於目藏精於肝其病發驚駭是以春氣在頭也是以知病之在

筋也南方赤色入通於心開竅於耳藏精於心故病在五藏是以知病之在脉也中央黄色入通於脾開竅於口藏精於脾故病在舌本是以知病之在肉也西方白色入通於肺開竅於鼻藏精於肺故病在背是以知病之在皮毛也北方黑色入通於腎開竅於二陰藏精於腎故病在谿是以知病之在骨也脾不主時脾者土也治中央常以四時長四藏各十八日寄治不得獨主於時也脾藏者常著胃土之精也土者生萬物而法天地故上下至頭足不得主時也心之合脉也其榮色也其主腎也肺之合皮也

其榮毛也其主心也肝之合筋也其榮爪也其主肺也脾之合肉也其榮脣也其主肝也腎之合骨也其榮髮也其主脾也○肝藏血〻舍魂肝氣虛則恐實則怒脾藏榮〻舍意脾氣虛則四肢不用五藏不安實則腹脹經溲不利心藏脈〻舍神心氣虛則悲實則笑不休肺藏氣〻舍魄肺氣虛則鼻塞不利少氣實則喘喝胸盈仰息腎藏精〻舍志腎〻氣虛則厥實則脹五藏不安必審五藏之病形以知其氣之虛實謹而調之也○氣口獨為五藏主胃者水穀之海六腑之大源也五味入口藏於胃以養五藏氣氣

口亦太陰也是以五藏六腑之氣味皆出於胃变現於氣口故五藏入鼻藏於心肺心肺有病而鼻為之不利也凡治病必察其下適其脉观其志與其病也◎食氣入胃濁氣歸心淫精於脉〻氣流經〻氣歸於肺〻朝百脉輸精於皮毛〻脉合精行氣於府〻精神明留於四藏氣歸於權衡權衡以平氣口成寸以決死生飲入於胃遊溢精氣上輸於脾〻氣散精上歸於肺通調水道下輸膀胱水精四布五經並行合於四時五藏陰陽揆度以為常也◎十二經脉以應十二經水清濁不同受穀者濁受氣者清〻

者注陰濁者注陽濁而清者上出於咽清而濁
者則下行清濁相干命曰亂氣夫陰清而陽濁
〻者有清〻者有濁〻氣之大別清者上注於肺
濁者下走於胃〻之清氣上出於口肺〻濁氣
下注於經內積於海諸陽皆濁手太陽獨受陽
之濁手太陰獨受陰之清諸陰皆清足太陰獨
受其濁也清者其氣滑濁者其氣濇此氣之常
也○病或同時或易已或難已其身多熱者易
已多寒者難已○腦髓骨脉胆女子胞此六者
地氣之所生也皆藏於陰而象於地故藏而不
瀉名曰奇恒之府胃太腸小腸三焦膀胱此五

者天氣之所生也其氣象天故瀉而不藏此受五藏濁氣名曰傳化之府此不能久留輸瀉者也魄門亦為五藏使水穀不得久藏所謂五藏者藏精氣而不瀉也故滿而不能實六府者傳化物而不藏故實而不能滿也所以然者水穀入口則胃實而腸虛食下則腸實而胃虛故曰實而不滿滿而不實也 ○精氣津液血脈一氣辨為六名兩神相搏合而成形常先身生是為精上焦開發宣五穀味熏膚充身澤毛若霧露之溉是為氣腠理發泄汗出溱溱是為津穀入氣滿淖澤注於骨骨屬屈伸洩澤補益腦髓皮

膚澤潤是為液中焦受氣取汁變化而赤是為血壅遏營氣令無避是謂脈精脫者耳聾氣脫者目不明液脫者骨屬屈伸不利色夭腦髓消脛痠耳數鳴血脫者色白夭然不澤其脈空虛此其候也○胃滿則腸虛腸滿則胃虛更虛更滿故氣得上下五藏安定血脈和利精神乃居故神者水穀之精氣也平人不食飲七日而死者水穀精氣津液皆盡故也○肺合大腸大腸者皮其應心合小腸小腸者脈其應肝合膽膽者筋其應脾合胃胃者肉其應腎合三焦膀胱三焦膀胱者腠理毫毛其應也肝者主為將使

之候外欲知堅固視目小大脾者主為衛使之迎糧視唇舌好惡以知吉凶腎者主為外使之遠听視耳好惡以知其性六府者胃之為海廣骸大頸張胸五穀乃容

脉色

診法常以平旦陰氣未動陽氣未散飲食未進經脉未盛絡脉調匀氣血未亂乃可診有過之脉切脉動静而視精明察五色觀五藏有餘不足六府强弱形之盛衰以此參互決死生之分尺熱曰病温尺不熱脉滑曰風脉濇曰痺形氣有餘脉氣不足死脉氣有餘形氣不足生脉從

陰陽病易已脉逆陰陽病难已脉從四時謂之可治脉弱以滑是有胃氣命曰易治取之以時形氣相失謂之难治脉實以堅謂之益甚脉逆四時為不可治必察四难而明告之所謂逆四時者春得肺脉夏得腎脉秋得心脉冬得脾脉其至皆懸絶沉濇者命曰逆四時未有藏形於春夏而脉沉濇秋冬而脉浮大名曰逆四時也病熱脉靜泄而脉大脱血而脉實病在中脉實堅病在外脉不實堅者皆难治脉盛滑堅者曰病在外脉小濇而堅者病在内脉小弱以濇謂之久病脉滑浮而疾者謂之新病脉急者曰疝

瘕少腹痛脉滑曰風脉濇曰痹緩而滑曰熱中盛而緊曰脹臂多青脉曰脱血尺脉緩濇謂之解㑊安卧脉盛謂之脱血尺濇脉滑謂之多汗尺寒脉細謂之後泄病有六變諸急者多寒緩者多熱大者多氣少血小者血氣皆少滑者陽氣盛微有熱濇者多血少氣微有寒○五藏者皆禀氣於胃〻者五藏之本也藏氣者不能自致於手太陰必因於胃氣乃至於手太陰也陽加於陰謂之汗陰虚陽摶謂之崩○其脉口浮滑者病日進人迎沉而滑者病日損其脉口滑以沉者病日進在内其人迎脉滑盛以浮者其

病日進在外人迎盛堅者傷於寒氣口盛堅者傷於食

〔標本〕

六氣者標本所從不同有從本者有從標本者有不從標本者也少陽太陰從本少陰太陽從本從標陽明厥陰不從標本從乎中也故從本者化生於本從標本者有標本之化從中者以中氣為化也有脉從而病反者脉至而從按之不鼓諸陽皆然諸陰之反脉至而從按之鼓甚而盛也〇先病而後逆者治其本先逆而後病者治其本先寒而後生病者治其本先病而後

生寒者治其本先熱而後生病者治其本先熱而後生中滿者治其標先病而後泄者治其本先泄而後生他病者治其標先中滿而後煩心者治其本小大不利治其標小大利治其本先小大不利而後生病者治其本病發而有餘本而標之先治其本後治其標病發而不足標而本之先治其標後治其本謹察間甚以意調之間者并行甚者獨行

論治

氣有多少病有盛衰治有緩急方有大小氣有高下病有遠近證有中外治有輕重適其至所

為故也大要曰君一臣二奇之制也君二臣四偶之制也君二臣三奇之制也君二臣六偶之制也近者奇之遠者偶之汗者不以偶下者不以奇補上治上制以緩補下治下制以急急者氣味厚緩則氣味薄適其至所此之謂也奇之不去則偶之是謂重方偶之不去則反佐以取之所謂寒熱溫涼反從其病也

熱病論 出素問三十一篇

峰按內經熱論乃傷寒之根本也張仲景著傷寒論其六經傳變即從此篇之文而推廣之故凡治傷寒者必先明究內經熱論後讀仲景傷寒則得也

黃帝問曰今夫熱病者皆傷寒之類也或愈或死其死皆以六七日之間其愈皆以十日以上

者何也不知其解願聞其故岐伯對曰巨陽者諸陽之屬也其脉連於風府故爲諸陽主氣也人之傷於寒也則爲病熱熱雖甚不死其兩感於寒而病者必不免於死帝曰願聞其狀岐伯曰傷寒一日巨陽受之故頭項痛腰脊强二日陽明受之陽明主肉其脉挾鼻絡於目故身熱目痛而鼻乾不得卧也三日少陽受之少陽主胆其脉循脇絡於耳故胸脇痛而耳聾三陽經絡皆受其病而未入於藏者故可汗而已四日太陰受之太陰脉布胃中絡于嗌故腹滿而嗌乾五日少陰受之少陰脉貫腎絡于肺系舌本

故口燥舌乾而渴六日厥陰受之厥陰脉循陰器而絡於肝故煩滿而囊縮三陰三陽五藏六府皆受病營衛不行五藏不通則死矣其不兩感於寒者七日巨陽病衰頭痛少愈八日陽明病衰（耳聾微聞）身熱少愈九日少陽病衰耳聾微聞十日太陰病衰腹減如故則思飲食十一日少陰病衰渴止不滿舌乾已而嚏十二日厥陰病衰囊縱少腹微下大氣皆去病日已矣帝曰治之奈何岐伯曰治之各通其藏脉病日衰已矣其未三日者可汗而已其滿三日者可泄而已帝曰熱病已愈時有所遺者何也岐伯曰

諸遺者熱甚而强食之故有所遺也若此者皆
病已衰而熱有藏因其穀氣相薄兩熱相合故
有所遺也帝曰善治遺奈何岐伯曰視其虛實
調其逆從可使必已矣帝曰病熱當何禁之岐
伯曰病熱少愈食肉則復多食則遺此其禁也
帝曰其病兩感於寒者其脉應與其病形何如
岐伯曰兩感於寒者病一日則巨陽與少陰俱
病則頭痛口乾而煩滿二日陽明與太陰俱病
則腹滿身熱不欲食譫語三日則少陽與厥陰
俱病則耳聾囊縮而厥水漿不入不知人六日
死帝曰五藏已傷六府不通營衛不行如是之

後三日乃死何也岐伯曰陽明者十二經脉之長也其氣血盛故不知人三日其氣乃盡故死也凡病傷寒而成温者先夏至日者為病温後夏至日為病暑暑當與汗皆出勿止

傷寒例

汪琥云此係仲景原文○峰云雖係仲景原文必經叔和潤筆金鑑亦刪此例方喻程三家俱刪此例今從汪琥傷寒論附此篇

陰陽大論云春氣温和夏氣暑熱秋氣清凉冬氣冷冽此則四時正氣之序也冬時嚴寒萬類深藏君子固密則不傷於寒觸冒之者乃名傷寒耳其傷於四時之氣皆能為病以傷寒為最

者以其最成殺厲之氣也中而即病者名曰傷寒不即病者寒毒藏於肌膚至春變爲溫病至夏變爲熱病熱病者熱極重於溫也是以辛苦之人春夏多溫熱病皆由冬時觸寒所致非時行之氣也凡時行者春時應暖而復大寒夏時應大熱而反大凉秋時應凉而反大熱冬時應寒而反大溫此非其時而有其氣是以一歲之中長幼之病多相似者此則時行之氣也從霜降以後至春分以前凡有觸冒霜露体受中寒即病者謂之傷寒也其冬有非節之暖名曰冬溫冬溫之毒與傷寒大異亦有輕重爲治不同

從立冬節候其中無暴大寒又不冰雪而有人壯熱為病者此屬春時陽氣發於冬時伏寒變為溫病從春分以後至秋分節前天有暴寒者皆為時行寒疫也其病與溫及熱病相似但治有殊耳凡傷於寒則為病熱熱雖甚不死若兩感於病者必死尺寸俱浮者太陽受病也當一二發以其脉上連風府故頭痛腰脊强尺寸俱長者陽明受病也當二三日發以其脉挾鼻絡於目故身熱目痛鼻乾不得卧尺寸俱弦者少陽受病也當三四日發以其脉循脇絡於耳故胸脇痛而耳聾此三經受病未入於府者可汗

而已尺寸俱沉細者太陰受病也當四五日發以其脉布胃中絡於嗌故腹滿而嗌乾尺寸俱沉者少陰受病也當五六日發以其脉貫腎絡於肺繫舌本故口燥舌乾而渴尺寸俱微緩者厥陰受病也當六七日發以其脉循陰器絡於肝故煩滿而囊縮此三經受病已入於府者可下而已若兩感於寒者一日太陽受之即與少陰俱病則頭痛口乾煩滿而渴二日陽明受之即與太陰俱病則腹滿身熱不欲食譫語三日少陽受之即與厥陰俱病則耳聾囊縮而厥水漿不入不知人者六日死若三陰三陽五藏六

府皆受病則榮衛不行藏府不通而死矣其不兩感於寒更不傳經不加異氣者至七日太陽病衰頭痛少愈八日陽明病衰身热少歇九日少陽病衰耳聾微聞十日太陽病衰腹減如故則思飲食十一日少陰病衰渴止舌乾已而嚏十二日厥陰病衰囊縱少腹微下大氣皆去病人精神爽慧也若過十三日已上不間尺寸陷者大危若脉陰陽俱盛重感於寒變為温瘧陽脉浮滑陰陽濡弱更遇於風變為風温陽脉洪數陰陽實大更感温热變為温毒温毒為病最重也此以冬傷於寒發為温病脉之變證方治

如說凡傷寒之病多從風寒得之始表中風寒入裡則不消矣未有溫覆而當不消散者不在證治擬欲攻之猶當先解表乃可攻之若表已解而內不消非大滿猶生寒熱則病不除若大滿大實堅有燥屎自可除下之雖四五日不能為禍也若不宜下而便攻之內虛熱入協熱遂利煩躁諸變不可勝數輕者困篤重者必死矣夫陽盛陰虛汗之則死下之則愈陽虛陰盛汗之則愈下之則死夫如是則神丹安可以誤發甘遂何可妄攻虛盛之治相背千里吉凶之机應若影響豈容易哉況桂枝下咽陽盛則斃承氣

入胃陰盛以亡死生之要在乎須臾視身之盡
不暇計日此陰陽虛實之交錯其候至微發汗
吐下之相反其禍至速而醫術淺狹懵然不知
病源爲治乃誤使病者殞殁自謂其分至仁者
鑒此豈不痛歟凡兩感病俱作治有先後發表
攻裏本自不同而執迷妄意者乃云神丹甘遂
合而飲之且解其表又除其裏言巧似是其實
理違夫智者之舉錯也常審以慎愚者之動作
也必果而速安危之變豈可詭哉凡發汗溫煖
湯藥其方雖言日三服若病劇不解當促其間
可半日中盡三服若與病相阻即便有所覺病

重者一日一夜當晬時觀之如服一劑病証猶在故當復作本湯服之至有不肯汗出服三劑乃解若汗不出者死病也凡得時氣病至五六日而渴欲飲水飲不能多不當與也何者以腹中熱尚少不能消之便更與人作病也至七八日大渴欲飲水者猶當依証與之與之常令不足勿極意也凡飲而腹滿小便不利若喘若噦不可與之忽然大汗出是為自愈也凡浮病反能飲水此為欲愈之病其不曉病者但聞病飲水自愈小渴者乃强與飲之因成其禍不可復數凡浮病厥脉動數服湯藥更遲脉浮大減小

初躁後靜此皆愈證也脉盛身寒得之傷寒脉虛身熱得之傷暑脉陰陽俱盛大汗出不觧者死脉陰陽俱虛熱不止者死脉至乍踈乍數者死讝言妄語身微熱脉浮大手足温者生逆冷脉沉細者不過一日死矣此以前是傷寒熱病證候也

峰按傷寒例其中雜入叔和之論頗多成無已不為分別方中行條辨以其例非仲景書而削之喻氏云此例乃叔和所作遂從駁正其失復有程子郊倩更起而嫚罵之其毀訕前人失之太過以余鄙見雖係仲景原文必

經叔和潤色其中有與內經相悖處大都是叔和所改然叔和之言亦有可採處學者須虛心体認則前人之得失迥然自出矣不有叔和焉有此書諸家所集果是仲景原文歟耶夫叔和之於傷寒猶二徐之於說文大徐新坿小徐繫傳亦多被人指摘者然說文為李陽冰所亂賴二徐修治以傳而迺曰二徐為洨長之罪人鄦學至二徐而斬絕試問治說文者其能首肯也夫

聖清光緒三十年甲辰桃月王少峰拙識於新安海陽西邑雙溪之來蘇軒西廂

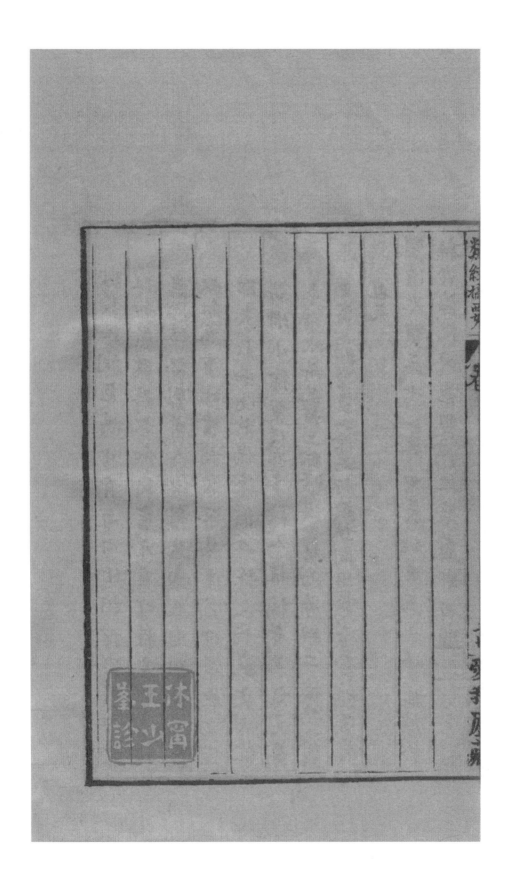

類纂摘要 卷

要考原之

傷寒從新 二

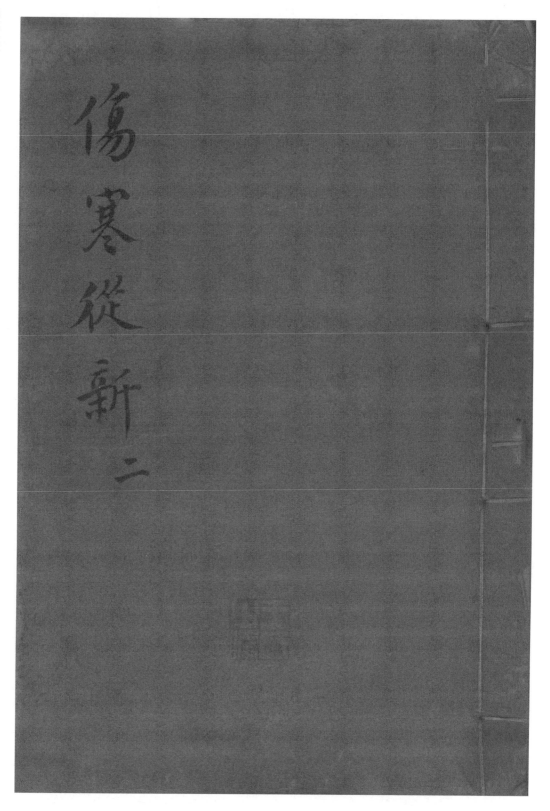

傷寒從新卷一

漢張機原文　　寓苕溪王少峰輯學
受業　張子菴校字

太陽上篇　目錄

發熱　惡寒　惡風　頭痛　項強　体痛

正太陽新法

太陽陽明　新法

太陽少陽　又

太陽兼肺　又

太陽太陰　又

太陽少陰　又

○論太陽經大意

、張路玉曰病在三陰則有傳經直中之異在三陽則有在經在府之分而太陽更以寒傷營風傷衛營衛俱傷為大關鑰故篇中分辨風寒營衛甚嚴不敢漫次一條即犯本壞症結胸痞滿以及溫病痰症濕症併病合病分隸各其為篇非但不仍叔和之舊并不若尚論之混收溫熱條例於傷寒法中至於釋義則嘉言獨闢生面裁取倍於諸家 纘論摘出

、吳坤安曰北方地厚天寒人之稟氣亦厚風寒所感只在本經留連故多太陽正病若大江以南地勢卑天氣暖人稟薄一感外邪即從太陽而入陽明少陽或從太陽而入太陰少陰總屬太陽兼症不得以太陽正病治之

傷寒指掌摘出

、金鑑曰太陽主表為一身之外藩總六經而

統營衛凡外因百病之襲人必先於表表氣壯則衛固榮守邪由何入經曰雖有大風苛毒勿之能害是也若表氣虛則榮衛之氣不能禦外故邪得而乘之經曰虛邪不能獨傷人必因身形之虛而後客之也衛陽也榮陰也風陽邪也寒陰邪也邪之害人各從其類故中風則衛受之傷寒則榮受之衛分受邪則有汗為虛邪桂枝證也榮分受邪則無汗為實邪麻黄證也榮衛俱受邪均無汗皆為實邪大青龍證也大綱三法用之得當其邪立解用違其法變病百出緣風為百病之長

也

章楠曰人身六經者淺深之層次也太陽經主一身之表為第一層與肺合於皮毛而統榮衛故邪在太陽則有榮衛之分自陽明少陽及三陰經則不能分榮衛矣榮行脈中衛行脈外榮主血而通經血中有氣衛主氣而通絡氣中有血以氣血互相為根也三陽經內通於府三陰經內通於藏太陽經內通少陰陽明經內通太陰少陽經內通厥陰上焦外通太陽陽明中焦外通少陽太陰下焦外通少陰厥陰是故陰陽經絡榮衛藏府四通

八達氣血周流循環不已外邪乘虛而入或中於陽或中於陰或入於經或入於絡以及流傳變化皆無一定各有脈證可驗也

、黃仲理曰經曰太陽之為病頭項强痛而惡風寒不傳經者固有之然而傳者多矣如經言傷寒一日太陽受之脈若靜者為不傳頗欲吐及煩欲嘔煩躁脈數急者為傳也又曰傷寒二三日陽明少陽證不見者為不傳也太陽經治法有汗吐下溫和解調併刺俱有之蓋太陽所感非一傳變多端故也雖發汗解肌一法證有輕重脈有浮沉用藥必宜隨脈證相應之定法也又如項背強几几反汗出惡風桂枝加葛根脈微而惡寒桂枝麻黄各半湯發熱惡寒熱多寒少脈微弱者桂枝二越婢一湯脈浮緊自汗出小便數心煩微惡寒脚攣急桂枝加附子湯又如汗後復宜汗者發汗遂漏不止惡風小便難四肢微急難以屈伸桂枝加附子湯服桂枝大汗出脈洪大者與桂枝如前法若如瘧狀日再發宜桂枝二麻黄一湯仲景法剎二十七湯所治五十九證大宜精别如何而用青龍湯如何而用五苓散如何而用茯苓甘草湯之類蓋

病有輕重治有緩急故也清碧杜先生曰傷寒陽熱之證傳經之邪變態不一辨之不精則汗吐下三法之治一差死生反掌矣非比陰寒之邪中在一經不復傳變易於治也不過隨寒邪輕重用溫藥治之一定之法耳今之庸工好用熱劑而不知涼藥之妙且難也

、唐宗海曰太陽者天之巨陽也彌綸萬物只此陽氣而已矣然其氣雖充塞於太虛而實發於地下之水中大地惟水最多因其水多是以化氣極多而能充塞萬物也西洋化學知氣生於水於是以火煎水而取氣以運輪機是即氣生於水之一驗也但西法必用火煎水出於人功而天氣之發於水中者則不用火煎只以日氣下交日晝行天則光交於水日夜行地下則光透入水是以水被薰蒸而化為氣騰出地上則為天陽之氣與西法之火煎水取氣無異知此則知天陽之氣發於地下水中也人身應之而有太陽膀胱寒水之府以司人周身之水稱為寒水以水之本性原寒而又名為太陽經者以水中化氣上行外達則又為衛外之巨陽故稱太陽經焉而氣不自化實借(心)火下交於水乃蒸而為

氣人之有心如天之有日天日下交而大地之水皆化氣上騰心火下交而膀胱之水亦化氣上達心火之所以能下交者則以小腸為心之府導心火下交於膀胱也近說膀胱有上口無下口非也內經明言下焦當膀胱上口近人不知三焦實有其物焦古作膲即人身之油膜西醫名為連網乃行水之路道內經所謂三焦者決瀆之官水道出焉蓋水之路道全在三焦油膜之中凡人飲水入胃胃之通體有微絲管將水散出走入油膜其能者肺氣布之也故肺為水之上源水散入

油膜走入膀胱其水未散盡者至小腸中又有微絲管將水盡散出走下焦以入膀胱膀胱上口即在下焦連網之中此皆下行之水未化為氣者也必得心火下交乃化為氣心有管通肺凡人鼻中吸入天陽之氣從肺歷心引心火循脊入腎系由腎系入連網以布達小腸凡水之在連網中及由小腸而入連網者皆被火蒸之而化為氣其化之不盡者則滲入膀胱膀胱之底是為氣海又名血室乃油膜中一大夾室凡人吸入之氣從肺歷心引心火下入腎系直走連網抵氣海血室

之中蒸薰膀胱之水皆化為氣透出於氣海循油膜上胸膈以達於喉是為呼出之氣其從油膜四達者則走肌肉出皮毛是為衛外之氣皆小腸與膀胱所以化氣衛外而統稱為太陽經也其經行身之背有如天之赤道陽氣循行之路也其氣由內之油膜透出肌肉由肌肉透出皮毛其上行者由油綱透胸膈達喉鼻喉鼻皮毛皆肺所司故太陽之氣上合於肺皮毛內之肥肉名為肌肉肥肉裏瘦肉外夾縫中之油綱名腠理以其有紋理也腠理即三焦之所司以其從內油膜透出

而生此膜腠外與內油網同是一物故皆屬三焦由腠理入瘦肉即與筋連內之油網而內油膜膈即三焦之府也油網不利則水道不通膜膈滯塞則胸前痞結循油網入胃小腸為入府循油網入血室入膀胱均為入府循油網入心肝包絡則為入藏人必知小腸膀胱交通之故又必知心胃水火相蒸之理尤必知兩府兩藏其連絡全在三焦三焦即是油膜其根發於腎系其上歸結為心胞絡知乎此乃可以讀太陽篇此說參之西法證以內經與仲景書字字符合章句疑有杜譔

也、

、葉天士曰足太陽膀胱經乃諸陽之首故多傳變受病者為先其脈起於目内眥從頭下後項連風府行身之背終於足外踝故頭項痛腰脊強發熱惡寒尺寸俱浮者太陽經受病也若頭痛發熱汗出惡風是風傷衛氣乃表虚宜解肌桂枝湯主之若頭痛發熱無汗惡寒是寒傷營血乃表實宜發散麻黄湯主之頭痛發熱惡寒者此太陽表症標病也不拘日數多少便宜發散若發熱煩渴小便不利者此太陽本府受病也宜利小便五苓散主之若小便利者不可再利利之則引熱入裏而為熱結膀胱其人如狂等症又不可下下之則表邪乘虛入裏而為痞滿結胸協熱下痢等症故曰太陽經症切不可下下之則表邪乘虛內陷而傳變不可勝數又不可利小便利之則引邪入裏其害不淺又曰有汗不可服麻黃湯無汗不可服桂枝湯又曰有汗不可再汗汗多不可利小便也

、萬密齋曰太陽表症不可利小便指汗後之證也若桂枝湯證又不喜小便利矣蓋汗後脈浮小便不利而渴者宜用五苓散利之不利則邪熱入胃而發黃也必脈微濇遲弱者因汗下亡去津液小便不利非若巳上虛寒之證五苓散忌藥也強與利之是謂犯本重亡津液而成畜血之證矣所以禁利小便也

呂震名曰太陽經最危者誤發少陰汗仲景於大青龍湯證必辨無少陰證相雜者方可大發其汗蓋太陽與少陰相表裏少陰病亦有發熱身重之證然脈微細但欲寐便與太陽病不同若誤認為太陽病而大發其汗則腎中真氣與汗俱洩以致筋惕肉瞤真陽之亡可立而待又有太陽病本宜汗解或其人

陽氣素虛不相其人之津液妄發其汗亦足召亡陽之變更有發汗後衛陽已虛外風又襲此屬漏風其人惡風小便難四肢微急難以屈伸其證與亡陽有別皆當以回陽為急也若發汗之後津液被劫真陰受戕其人大渴引飲不大便甚則譫語口乾咽爛手足躁擾甚則熱深厥深此真陰將涸之候但看陰液有一綫未亡可施灌溉之力若陰已涸者救亦無及要之陽亡之候其死速急回其陽而取效轉易陰亡之候其死遲急顧其陰而取效反難果當太陽病初起時治之如法何

遠至此哉乃知今人妄稱傷寒〻不察其人之病因不顧其人之津液謂病在太陽概從汗散者誠操刃之事也

張景岳曰凡傷寒法治在表者宜散在裏者宜攻此大則也然傷寒死生之機則全在虛實二字夫邪之所湊其氣必虛故傷寒為患多係乘虛而入者時醫不察虛實但見傷寒則動曰傷寒無補法任意攻邪殊不知可攻而愈者原非虛證正既不虛邪自不能害之及其經盡氣復自然病退故治之亦愈不治亦愈此實邪之無足慮也惟是挾虛傷寒〻則

最為可畏使不知固本禦悔之策而肆意攻邪但施孤注則凡攻散之剤未有不先入於胃而後達於經邪氣未相及而胃氣先被傷也即不盡脱能無可虛元氣更虛邪將更入虛而再攻不死何待是以凡患傷寒而死者必由元氣之先敗此則舉世之通弊也故凡臨證者但見脈弱無神耳聾手顫神倦氣怯畏寒喜暗言語輕微顏色青白諸形證不足等候便當思顧元氣若形氣本虛而過散其表必至亡陽藏氣本虛而誤攻其内必至亡陰犯者必死即如元氣半虛而邪方盛者亦

當視其輕重而兼補以散庶得其宜若元氣大虛則邪氣雖盛亦不可攻必當詳察陰陽峻補中氣如平居偶感陰寒邪未深入但見發熱身痛脈數不洪內無火證素稟不足者即當用理陰煎加柴胡或加麻黄連進一二服其效如神此常用第一方也如邪在陽分即當以四柴胡飲補中益氣湯或八珍湯理中湯溫胃飲之類此溫中自能發散之治也若虛在陰分而液涸水虧不能作汗則當用補陰益氣煎三柴胡飲或三陰煎左歸飲之類此壯水制陽精化為氣之治也若陰盛格

陽眞寒假熱者則當以大補元煎右歸飲崔氏八味丸料之類此引火歸原之治也其有陰盛陽衰之證身雖發熱而畏寒不已或嘔惡或泄瀉或背涼如水或手足厥冷是皆陽虛之極必用大溫中飲或理陰煎不可疑也若果邪火熱甚而水枯乾涸者或用涼水漸解其熱表未解而固閉者或兼微解漸去其寒若邪實正虛原有主客不敵之勢使但能保定根本不令决裂則邪將不戰而自解

汗　桂枝湯　桂枝加葛根湯　桂枝加厚朴杏子湯　桂枝加附子湯　桂枝去芍藥湯

桂枝去芍藥加附子湯　桂枝麻黄各半湯
桂枝二越婢湯　桂枝二麻黄一湯　桂枝
去桂加茯苓白术湯　葛根湯　葛根加半
夏湯　葛根黄連黄芩湯　麻黄湯　大青
龍湯　小青龍湯　桂枝加芍藥人參新加
湯　麻黄杏仁甘草石膏湯　五苓散　桂
枝去芍藥加蜀漆龍骨牡蠣救逆湯　桂枝
加桂湯　桂枝甘草龍骨牡蠣湯　桂枝附
子湯　茯苓甘草湯　文蛤散　去桂加白
术湯　甘草附子湯

吐　梔子豉湯　梔子甘草豉湯　梔子生姜

豉湯　梔子厚朴湯　梔子乾姜湯　瓜蒂散

下　調胃承氣湯　大柴胡湯　承氣湯　柴胡加芒硝湯　桃仁承氣湯　抵當丸　大陷胸湯　抵當湯　大陷胸丸　白散　十棗湯　大黄黄連瀉心湯　附子瀉心湯

温　甘草乾姜湯　芍藥甘草湯　四逆湯　乾姜附子湯　茯苓桂枝甘草大棗湯　厚朴生姜甘草半夏人參湯　茯苓桂枝白朮甘草湯　芍藥甘草附子湯　茯苓四逆湯　桂枝甘草湯　真武湯　小建中湯　炙甘

草湯

和解　小柴胡湯　柴胡加龍骨牡蠣湯　小陷胸湯　柴胡桂枝乾姜湯　半夏瀉心湯　生姜瀉心湯、甘草瀉心湯　柴胡桂枝湯　桂枝人參湯　白虎湯　白虎加人參湯　黃芩湯　黃芩加半夏生姜湯

調　赤石脂禹餘糧湯　旋復代赭石湯　黃連湯

刺　縱橫刺期門　服桂枝刺風池風府　太少併刺期門　熱入血室刺期門　太少併刺大椎肺俞

統論陰陽受病之源第一

、太陽受病有風寒不同宜辨陰陽而定愈日一法

病有發熱惡寒者發於陽也無熱惡寒者發於陰也發於陽者七日愈發於陰者六日愈以陽數七陰數六故也

、金鑑曰病謂中風傷寒也有初病即發熱而惡寒者是為中風之病發於衛陽者也有初病不發熱而惡寒者是謂傷寒之病發於榮陰者也發於陽者七日愈發於陰者六日愈以陽合七數陰合六數也

喻嘉言曰風為陽衛亦陽故病起於陽寒為陰榮亦陰故病起於陰無熱惡寒指寒邪初受未鬱為熱而言也少頃鬱勃於榮間則仍發熱矣仲景曰或已發熱或未發熱正互明其義也

程知曰此辨太陽病有發熱有不發熱之故也中風傷寒均為表證而風入衛則邪發於陽而為熱寒入榮則邪發於陰而不即熱陽行速故常過經而遲愈一日陰行遲故常循經而早愈一日觀此則風寒之辨了然矣

魏荔彤曰風寒之邪既在太陽則未有不發

熱者但遲速有間耳至於惡寒則同也發於陽發於陰之義不過就風為陽寒為陰而言殊未及於三陰也

成無已曰陽為熱也陰為寒也發熱而惡寒寒傷陽也無熱而惡寒寒傷陰也陽法火陰法水火成數七水成數六陽病七日愈者火數足也陰病六日愈者水數足也

張召頑曰此條以有熱無熱證陽病陰病之大端言陽經受病則惡寒發熱陰經受病則無熱惡寒尚論以風傷衛氣為陽寒傷榮血為陰亦屬偏見

、章楠曰：風邪必先傷衛，以陽邪客於陽分，則發熱，而陽性疎泄，腠開汗出，表氣不固，而後惡寒也。若寒傷榮者，以陰邪客於榮分，則無熱而先惡寒，然後身熱，非始終無熱也。歷來註家以為病發於陽、病發於陰，有解作陽經陰經病者，非也。即如論中云：少陰病始得之，反發熱者，麻黄附子細辛湯主之，則病發於陰經，非一定無熱者也。若病發陰經而無熱者，多厥逆吐利之危證，非四逆附子湯不能救，豈有不藥自愈而反速於陽經之病者乎？然則言病發於陰為寒傷營，益可見矣。寒邪由榮而陷入、則成痞、心主榮故治痞者主以瀉心湯也、風邪由衛而陷入、則成結胸、肺主衛而居胸中、故治結胸主以陷胸湯也、由此觀之則此條之言病發於陽是言風傷衛病發於陰是言寒傷榮皆歷歷可證、確乎不易者也、喻嘉言尚論篇原作風寒榮衛解釋而張路玉反以為非竟不自知其錯

、柯韵伯曰無熱指初病時不是到底無熱發陰指陽證之陰、非指直中於陰經也、

、程郊倩曰經雖有六陰陽定之矣陰陽之理雖深、寒熱見之矣、在發熱惡寒者陽神被鬱

之病寒在表而裏無寒是從三陽經為來路也在無熱惡寒者陰邪獨治之病寒入裏而表無熱是從三陰藏為來路也同一證而所發之源自異

外臺祕要云王叔和曰夫病發熱而惡寒者發於陽無熱而惡寒者發於陰發於陽者可攻其外發於陰者宜溫其內發表以桂枝溫裏宜四逆龐安時總病論亦同葉文齡醫學統旨云愚謂發於陽而發熱者頭必疼發於陰而發熱者頭不疼

黃炫活人大全云且如傷寒或發熱或未發

熱必惡寒体痛二說皆曰惡寒如何辨之曰傷寒或發熱或未發熱必惡寒体痛嘔逆頭痛項強脉浮緊此在陽可發汗若陰證則無頭痛無項強但惡寒而踡脉沉細此在陰可温裏也

、陳脩園曰病有發熱惡寒者發於太陽之標陽也無熱惡寒者發於少陰之標陰也太陽底面即是少陰治太陽之病即宜預顧少陰二經標本寒熱不同內經曰太陽之上寒氣主之以寒為本以熱為標也又云少陰之上君火主之以寒為標以熱為本也此條提陰

陽寒熱標本之大綱並按陰陽之數以定病愈之期

風傷衛證第二

太陽經受病之初有定脉定證一法

太陽之為病脉浮頭項強痛而惡寒

金鑑曰太陽膀胱經也太陽之為病謂太陽膀胱經之所為病也太陽主表表統榮衛風邪中衛寒邪傷榮均表病也脉浮表病脉也頭項強痛惡寒表病證也太陽經脉上額交巔入絡腦還出别下項連風府故邪客其經必令頭項強痛也惡寒者因風寒所傷故惡

之也此條為太陽之提綱凡上中下三篇內稱太陽病者皆指此脉證而言也

程郊倩曰凡云太陽病便知皮膚受邪病在腠理營衛之間而未涉乎藏府也太陽之見證莫確於頭痛惡寒故首揭之

張志聰曰榮衛二者皆胃中後天之穀氣所生其氣之清者為榮濁者為衛衛即氣中之慓悍者也榮即血中之精粹者也以其定位之體而言則曰氣血以其流行之用而言則曰榮衛榮行脉中衛行脉外然榮衛之所以流行者皆本乎腎中先天之一氣也

、方有執曰太陽者六經之首主皮膚而統榮衛所以為受病之始也難經曰浮脉在肉上行也滑氏曰脉在肉上行主表也表即皮膚榮衛麗也故脉見尺寸俱浮知病在太陽表也項頸後也惡寒者該風而言也風寒初襲而鬱於表不能再勝風寒之外故畏惡之

、吳人駒曰頭為三陽之通位項為太陽之專位有所障礙不得如常之柔和是為強痛

、柯琴曰仲景作論大法六經各立病機一條提揭一經綱領必擇本經至當之脉症而表章之六經雖各有表症惟太陽主表故表證

表脈獨太陽得其全如脉浮為在表太陽象三陽其脉氣浮而有力與陽明之兼長大少陽兼弦細三陰之微浮者不侔矣惡寒為病在表六經雖各惡寒而太陽應寒水之化故惡寒特甚與陽明二日自止少陽往來寒熱三陰之内惡寒者懸殊矣凡言太陽病者必據此條脈症如脈反沉頭不痛項不強不惡寒是太陽之變局矣仲景立六經總綱法與内經熱論不同太陽只重在表證表脉不重在經絡主病看諸總綱各立門户其意可知

章楠曰素問曰傷寒一日太陽受之其脈連

於風府故頭項痛腰脊強也風府督脈之穴在腦後通於太陽經者也風寒在表陽氣不伸故惡寒也若溫病暑濕痙病等雖同稱太陽病而其脈證各有不同或以雜證作傷寒則顛倒誤治害難言喻也

唐宗海曰太陽主外則脈應之而浮然脈何故要應之此理須透乃知仲景一切脈法蓋脈為血脈西洋醫名為血管内經名為榮血脈管之外皆是網膜内經名腠理為衛氣往來之所故診脈有單論脈管者細大澀皆脈管所主是也有單論氣分者浮沉緊皆氣分

所主也脈管只在腠理膜油之中若衛氣伏內則脈管往內而沉衛氣鼓出則脈管往外而升緊者脈管外之衛氣有所裹束不得舒散故絞束而緊此節脈浮正見外感在皮膚在內之衛氣往外迫湊遂將脈管鼓動而浮出於外也辨脈能知氣在脈外血在脈中脈之動根於心而氣之原生於下於仲景一切脈法自然貫通

王肯堂曰但有一毫頭痛即為在表

太陽受病風寒不同先辨中風定脈定證一法

太陽病發熱汗出惡風脉緩者名為中風

金鑑曰太陽病即首條脉浮頭項強痛而惡寒之謂也此承上條言太陽病又兼見此脉證者名曰中風以為中風病之提綱後凡稱中風者皆指此脉證而言也衛為表陽風屬陽邪風邪中人則衛受之從其類也風中於衛則發熱者以風衛皆陽其性本熱故變熱甚捷不似傷寒待其閉鬱而始熱也衛病不能固表又為陽邪所湊故腠理疏而汗出也表虛為風所忤故惡風也風性柔軟故脉緩也

三

、方有執曰太陽病上條所揭云云者是也後皆倣此發熱者風邪干於肌膚而鬱蒸也汗出腠理疎玄府開而不固也此以風邪鬱衛故衛逆而主於悪風也

、汪琥曰中風非東垣所云中府中藏中血脉之謂蓋中字與傷寒同義仲景論中不直言傷風者恐後學不察以咳嗽鼻塞聲重之傷風混同立論故以中字别之也脉緩當作浮緩看浮是太陽病脉緩是中風脉中篇緊脉亦當倣此

、軻琴曰風為陽邪風中太陽兩陽相搏而陰

氣衰少陽浮故熱自發陰弱故汗自出中風惡風類相感也風性散漫脉應其象故浮而緩也或汗不出而脉反緊其内症必煩躁與下傷寒之嘔逆有别

、東洋櫟窗多紀先生曰中風又稱傷風活人書傷風之候頭痛發熱脉緩汗出惡風三因方叙傷風論寒泣血無汗惡寒風散氣有汗惡風為不同本事方今傷風古謂之中風

、張路玉曰上條但言脉浮惡寒而未辨其風寒榮衛也此條即言脉浮緩發熱自汗而始識其為傷衛也風屬陽從衛而入經云陽者

衛外而為固也今衛疎故自汗出而脉緩

唐宗海曰風為陽邪非也序例云桂枝下咽陽甚則斃使果風為陽邪何得復用桂枝湯以助其陽哉蓋風在六氣屬厥陰經吾於厥陰已詳之風之與寒不得以陰陽二字截分之也惟寒則傷衛氣閉束故脉緊風則傷榮榮血受傷則血脉弱而其動緩故脉緩論詳桂枝湯證下讀者句字成無已風傷衛之説又勿以風專為陽邪而致與桂枝湯自相矛盾也

、中風病主用桂枝湯解肌太綱一法、

太陽中風陽浮而陰弱陽浮者熱自發陰弱者汗自出嗇嗇惡寒淅淅惡風翕翕發熱鼻鳴乾嘔者桂枝湯主之

金鑑曰太陽中風即上二條合而言之又詳舉其證以出其治也後凡稱太陽中風者皆指此脉此證也陰陽指榮衛而言非指尺寸浮沉也陽浮即越人曰三菽之浮肺之浮也肺主皮毛取之而得者即衛分之浮也六菽之浮心之浮也心主血脉取之而得者即榮分之浮也榮分之浮校之衛分之浮則無力而弱故曰陽浮而陰弱也衛為風客則衛邪

强而發熱矣故曰陽浮者熱自發榮受邪蒸則榮不固而汗出矣故曰陰弱者汗自出榮衛不和則肌表疏緩故有嗇嗇之惡寒淅淅之惡風翕翕之發熱也然在皮膚之表非若傷寒之壯熱之無汗惡寒雖近烈火不除惡風雖處密室而仍畏也皮毛内合於肺皮毛不固風邪侵肺則氣壅而鼻鳴矣胸中者陽氣之本衛陽為風邪所干不能敷布則氣上逆而為乾嘔矣故宜桂枝湯解肌固表調和榮衛也

成無已曰陽以候衛陰以候陰陽脉浮者衛

寒

中風也陰脉弱者榮氣弱也風并於衛則衛實而榮虛故發熱汗自出也經曰太陽病發熱汗出者此為榮弱衛強者是也嗇嗇者不足也惡寒之貌也淅淅者灑淅也惡風之貌也衛虛則惡風榮虛則惡寒翕翕者熇熇然而熱也若合羽所覆言熱在表也鼻鳴乾嘔者風擁而氣逆也與桂枝湯和榮衛而散風邪也

、張路玉曰陽浮陰弱即與衛強榮弱同義陽浮者陽邪入衛脉必外浮陰弱者榮無邪助比衛不足脉必內弱陰弱不能內守陽疎不為外固所以致汗直易不待覆蓋自出也自汗既多則榮益弱矣嗇嗇惡寒内氣餒也淅淅惡風外体疎也惡風未有不惡寒者世俗相傳謂傷風惡風傷寒惡寒誤人多矣翕翕發熱乃氣蒸濕潤之熱比傷寒之乾熱不同鼻鳴者陽氣上壅也乾嘔者陽邪上逆也若外邪不解勢必傳裏鼻鳴乾嘔便是傳入陽明之侯是以嘔則傳不嘔則不傳也故用桂枝湯解肌表之陽邪而與發汗驅出陰寒之法迥乎角立也

方有執曰陽浮而陰弱乃言脉狀以釋緩之

義也難經曰中風之脉陽浮而滑陰濡而弱是也陽浮者熱自發陰弱者汗自出言外為陽衛亦陽也風邪中於衛則衛實實則太過太過則強然衛本行脉外又得陽邪而助之強於外則其氣愈外浮脉所以陽浮陽主氣氣鬱則蒸熱陽之性本熱風善行而數變所以变熱亦快捷不待閉鬱而即自蒸熱故曰陽浮者熱自發也內為陰榮亦陰也榮無故則榮比之衛為不及不及則不足不足則弱然榮本行脉內又無所助而但自不足於內則其氣愈內弱脉所以陰弱陰主血汗者血

四

之液陰弱不能内守陽強不為外固所以致汗亦直易不待覆蓋而即自出泄故曰陰弱者汗自出也

柯琴曰此太陽中風之桂枝症非謂凡此中風者便當主桂枝也風為陽邪此浮為風脈陽盛則陰虛沉按之而弱陽浮者因風中於衛相搏故熱自發是衛強也陰弱者因風中於榮血脈不寧故汗自出是榮弱也兩自字便見風邪之迅發嗇嗇欲閉之狀淅淅欲開之狀翕翕難開難閉之狀雖風寒熱三氣交呈於皮毛而動象是中風所由然也風之体

在動風之用在聲風自皮毛入肺自肺出鼻鼻息不和則鳴此聲之見於外者然也風淫於内木動土虛胃氣不和故嘔嘔而無物此聲之出於内者然乾嘔是風侵胃府鼻鳴是風襲陽明而稱太陽者以頭項強痛故耳亦以見太陽為三陽陽過其度矣

、唐宗海曰寸陽浮則主衛陽外越故熱自發陰尺弱則主榮血受傷榮為之守榮不守衛故衛氣外泄而自汗出成無己註以為風傷衛寒傷榮非也蓋寒當傷衛風當傷榮何以言寒當傷衛哉寒者太陽之本氣也太陽之

四

陽發於至陰而充於皮毛是皮毛一層衛所居也衛陽虛招外寒則寒傷衛而皮毛閉塞故無汗何以言風傷榮哉風在六氣屬厥陰肝木厥陰主榮血血虛則招外風故風傷榮榮血雖與衛氣偕行而究之皮毛一層為衛所司肌肉一層為榮所宅故傷風榮則歸於肌肉中而不守衛是以衛氣漏出為汗況無汗用麻黃是治衛氣之藥有汗用桂枝明是和營血之藥註家何得混亂哉

桂枝湯方

桂枝三兩　芍藥三兩　甘草二兩炙　生姜三兩切

大棗十二枚劈

右五味㕮咀三味以水七升微火煮取三升去滓適寒温服一升服已須臾歠熱稀粥一升餘以助藥力温覆令一時許遍身漐漐微似有汗者益佳不可令如水流離病必不除若一服汗出病差停後服不必盡劑若不汗更服依前法又不汗後服小促其間半日許令三服盡若病重者一日一夜服周時觀之服一劑盡病證猶在者更作服若汗不出乃至二三劑禁生冷粘滑肉麪五辛酒酪臭惡等物朱肱云桂枝湯自西北二方居人四時行之無不效驗江淮冬春可行之春末夏至以前桂枝症可加黃芩一分夏至後加知石

金鑑曰名曰桂枝湯者君以桂枝也桂枝辛溫辛能發散溫通衛陽芍藥酸寒酸能收斂寒走陰營桂枝君芍藥是於發汗中寓斂汗之旨芍藥臣桂枝是於和營中有調衛之功生姜之辛佐桂枝以解表大棗之甘佐芍藥以和中甘草甘平有安內攘外之能用以和中氣即以調和表裏且以調和諸藥以桂芍之相須姜棗之相得藉甘草之調和陰陽表裏氣衛血陰並行而不悖是剛柔相濟以相和也而精義在服後須臾啜稀粥以助藥力蓋穀氣內充不但易為釀汗更使已入之邪

不能少留將來之邪不得復入也又妙在温覆令一時許漐漐微似有汗是授人以微汗之法也不可令如水流漓病必不除是禁人以不可過汗之意也此方仲景群方之冠乃解肌發汗調利營衛之第一方也凡中風傷寒脉浮弱汗自出而表不解者皆得而主之其他但見一二證即是不必悉具也此湯倍芍藥生姜加人參名桂枝新加湯用以治營表虚寒肢体疼痛倍芍藥加飴糖名小建中湯用以治裏虚心悸腹中急痛再加黃耆名黃耆建中湯用以治虚損虛熱自汗盗汗因

知仲景之方可通治百病也
成無已曰經曰桂枝本為解肌若脉浮緊發熱汗不出者不可與之常須識此勿令誤也蓋桂枝湯本專主太陽中風也皮膚疎湊又自汗風邪干於衛氣者乃可投之也仲景以解肌為輕以發汗為重故發汗吐下後身疼不休者津液内耗也雖有表邪而止可解肌故須桂枝湯少和之也桂枝辛熱用之為君桂猶圭也宣導諸藥為之先聘是謂辛甘發散為陽之意蓋發散風邪必以辛為主内經所謂風淫所勝平以辛佐以苦以甘緩之

以酸收之是以芍藥為臣而甘草為佐也內經曰風淫於內以甘緩之以辛散之生姜味辛溫大棗味甘溫是用以為使而此又不特專於發散以脾主為胃行其津液姜棗之用專行脾之津液而和營衛者也麻黃湯不用姜棗者謂專於發汗不待行化而津液得通矣

龎安常曰凡桂枝湯病證者常自汗出小便不數手足溫和或手足指稍露之則微冷覆之則溫渾身熱微煩而又憎寒始可行之若病者無汗小便數或手足逆身冷不惡寒反

惡熱或飲酒後慎不可行桂枝湯也脉緊必無汗設有汗不可誤作桂枝證

、李東垣曰仲景治表虛製此湯桂枝味辛熱發散助陽体輕本乎天者親上故桂枝為君芍藥甘草佐之如陽脉濇陰脉弦法當腹中急痛乃製小建中湯以芍藥為君桂枝甘草佐之一則治其表虛一則治其裏虛故各有主用後學當觸類而長之以桂枝易肉桂治寒腹痛神品藥也如夏中熱腹疼少加黄芩去桂立止桂於春夏二時為禁藥

、陶節菴曰桂枝麻黄湯為當時傷寒設與過

時之温暑者何預焉若以此二湯通治春温夏暍之病則誤之甚矣

王三陽曰太陽病汗出服桂枝只使之似有汗耳邪已去矣似字當細玩不可誤作發汗與麻黃湯混看

柯琴傷寒附翼云此為仲景羣方之魁乃滋陰和陽調和營衛解肌發汗之總方也凡頭痛發熱惡風惡寒其脉浮而弱汗自出者不拘何經不論中風傷寒雜病咸得用此惟以脉弱自汗為主耳愚常以此湯治自汗盜汗虚瘧虚痢隨手而愈因知仲景方可通治百

病與後人分門證類使無下手處者可同年而語耶

唐宗海曰膀胱主水主氣屬衛分小腸主火主血屬營分營生於心藏之於肝而導之者小腸也心火生營血循包絡下入肝膈散走連網而及小腸小腸通体全生於連網之上小腸者心之府而連網者肝膈相連者也桂枝湯用甘棗補脾從脾之膏油外達以托肌肉之邪用白芍行肝血從肝膈逥連網而外達肌肉以行營血之滯用生姜宣三焦少陽之氣從連網達腠理以散外邪而尤重在桂

枝一味能宣心陽從小腸連綱以達於外使營血充於肌肉間而邪不得留也然則此方正是和肌肉治營血之方正是小腸血分之方若不知水火合化之理則此方之根源不明也

方有執曰微火者取和緩不猛而無沸溢之患也歠大飲也縶縶和潤而欲汗之貌禁生冷等物者恐中氣虛生冷之物能傷胃氣也

章楠曰案論中每言當發其汗宜桂枝湯則是無汗者可使其發汗也又曰發熱汗出者此為營弱衛強故使汗出欲救邪風者宜桂

四

枝湯則是有汗者又可使其收汗也又曰桂枝本為解肌若脉浮緊發熱汗不出者不可與勿令誤也則是無汗者不但不能使其發汗且恐誤用為害也何其一方之功用而各相悖有是耶經曰飲入於胃游溢精氣上輸於脾脾氣散精上歸於肺通調水道下輸膀胱水精四布五經並行則是一身之氣血輸布周流皆出於脾胃水穀之所生化者也夫藥之功用全在氣味辛甘化陽酸甘化陰必由脾胃生化上歸於肺達於周身故脾胃為營衛之本營衛為脾胃之標凡治營衛之病

必從脾胃立法也此方姜桂之辛配甘棗之甘以化陽芍藥之酸配甘棗之甘以化陰陽走表而入衛陰走裏而入營陽勝則陰從陽陰勝則陽從陰陰主收攝陽主踈通以其姜桂之辛多芍藥之酸少則陽勝於陰陰從陽而踈通者也假使陰陽均平則踈通之力少若陰勝於陽則陽從陰而收攝矣

、中風病主用桂枝湯解肌和營衛七法

太陽病頭痛發熱汗出惡風者桂枝湯主之

喻嘉言曰此條重互其文以叮嚀辨證用法首宜識此也

方有執曰此與前條文雖差互詳略而證治則一前條有脉無頭痛以揭病名此有頭痛無脉以言治互相詳略耳無異殊也

柯琴曰此條是桂枝本證辨證為主合此證即用此湯不必問其為傷寒中風雜病也今人鑿分風寒不知辨證故仲景佳方置之疑窟四證中頭痛是太陽本證頭痛發熱惡風與麻黄證同本方重在汗出汗不出者便非桂枝證

陳脩園曰桂枝湯調陰陽和榮衛為太陽中風之主方而其功用不止此也凡中風傷寒

六

雜症審係太陽之為病醫者必於頭痛發熱等公同證中認出汗出一證為大主腦汗出則毛竅空虛亦因而惡風者桂枝湯主之不必問其為中風傷寒雜病也第審其汗出斯用之無有不當矣

東洋櫟窓多紀先生曰案金鑑以此條為重出衍文誤

太陽病外證未解脉浮弱者當以汗解宜桂枝湯

金鑑曰太陽病外證未解謂太陽病表證未解也若脉浮緊是為傷寒外證未解今脉浮

弱是為中風外證未解也故當以桂枝湯汗解之

張路玉曰外證未解曾服過發汗藥可知

方有執曰外證未解謂頭痛項強惡寒等猶在也浮弱即陽浮而陰弱此言太陽中風凡在未傳變者仍當從於解肌蓋嚴不得下早之意

程知曰外證未解脉見浮弱即日久猶當以汗解然祇宜桂枝解肌之法不宜誤行大汗之劑至於不可誤下更不待言矣

柯琴曰傷寒中風雜病皆有外證太陽主表

七

表症咸統於太陽然必脉浮弱者可用桂枝湯解外如但浮不弱或浮而緊者便是麻黄症要知本方只主外症之虚者

徐靈胎曰病雖過期脉證屬太陽仍不離桂枝法

章楠曰脉不浮緩而浮弱氣血虚也桂枝湯為調營衛營衛調則汗出邪解故雖虚亦宜用之以確有風傷衛之證在也

太陽病發熱汗出者此為營弱衛強故使汗出欲救邪風者宜桂枝湯

金鑑曰此釋第四條陽浮陰弱之義也經曰

邪氣盛則實精氣奪則虛衛為風入則發熱邪氣因之而實故為衛強是衛中之邪氣強也榮受邪蒸則汗出精氣因之而虛故為榮弱是榮中之陰氣弱也所以使發熱汗出也

欲救邪風者宜桂枝湯

方有執曰上言陽浮而陰弱此言榮弱衛強衛強即陽浮榮弱即陰弱彼此互言而互相發明者也救者解救救護之謂不曰風邪而曰邪風者以本体言也

成無己曰太陽中風風併於衛則衛實而榮虛榮者陰也衛者陽也發熱汗出陰弱陽強

也内經曰陰虛者陽必湊之故少氣時熱而汗出與桂枝湯解散風邪調和榮衛

喻嘉言曰衛得邪助而强榮無邪助故為弱也即前陽浮陰弱之義而重挈明之耳須知榮弱與血虛無涉邪風即風邪勿鑿看

柯琴曰此釋中風汗出之義也陰弱不能藏陽强不能密故汗出弱者因津液走泄而弱强者因風邪鼓動而强所以欲救榮陰而去衛陽邪風者宜桂枝湯解肌調和榮衛也

陳修園曰太陽之為病無不發熱而汗自出者當求之榮衛蓋人身之汗主之者脉中之榮

固之者脉外之衛此為榮氣被衛之所併而弱衛氣受邪風之所客而強弱則汗不能主強則汗不能固邪風為害故使汗出也

、唐宗海曰脩園此注甚精成無己風傷衛之説觀此知其謬也仲景明言邪風傷榮故榮弱成無己之説謬矣

、徐靈胎曰提出邪風二字可見桂枝為驅風聖藥

病人藏無他病時發熱自汗出而不愈者此為衛氣不和也先其時發汗則愈宜桂枝湯主之

、金鑑曰此釋上條榮衛不和之證而又就其

時發熱汗出者以明其治也藏裏也無他病謂裏無他病也有時發熱有時不熱有時汗出有時不汗出其表病流連而不愈者非榮不和是衛強不與榮和也當於未熱未汗之時預用桂枝湯解肌發汗迎而奪之以遏其勢則熱退汗斂而病自愈矣

、方有執曰時以暫言衛氣不和者表有邪風而不和也先其時者言於未發熱之先也

、程知曰陰虛諸病亦時發熱自汗若裡無他病而時熱自汗則為衛受風邪未得解散宜於將發之時先用桂枝湯乘其欲動而擊之

、汪琥曰及其發熱自汗之時用桂枝發汗則愈苟失其時則風邪入裡病熱必深桂枝湯非所宜矣藏無他病者謂裡和能食二便如常也

、程郊倩曰凡藏病亦有發熱汗自出連綿不愈者骨蒸勞熱類是也外臺云裡和表病汗之則愈

、喻嘉言曰藏無他病四字隱括人身宿病即動氣不可發汗亦在內見裏無病而但表中風邪乃有汗出不愈者必是衛氣不和也設入於營則裏已近災未可宴然稱無病矣時

發熱者有時發熱有時不熱也故先於未發熱時主用解肌之法邪自不留也

章楠曰其人內藏無他病時發熱者有時身熱有時身凉也或病後餘邪不净或其感邪本輕當俟其未發熱之先服桂枝湯以發汗則愈非同麻黃湯之發汗也

柯琴曰藏無他病知病在形軀發熱有時則汗出亦有時不若外感者發熱汗出不休也內經曰陰虛者陽必湊之故時熱汗出耳未發熱時陽猶在衛宜用桂枝湯先發其汗俟陰出之陽穀氣內充而衛陽不復陷也

、徐靈胎曰無他病太陽諸症不必備而惟發熱自汗故亦用桂枝湯、

、尤在涇曰藏無他病裏無病也時發熱自汗其病不在裏而在表不在營而在衛矣先其時發汗則愈者於不熱無汗之時而先用藥取汗而愈不然汗液方泄而復發汗寧無如水淋漓之患耶、

、程郊倩又曰發熱自汗時作時止日久不休此校之太陽中風證之發無止時不同矣雖藥同於中風服法不同先其時發汗使功專於固衛則汗自斂熱自退而病愈也

病常自汗出者此為榮氣和榮氣和者外不諧以衛氣不共榮氣和諧故爾以榮行脉中衛行脉外復發其汗榮衛和則愈宜桂枝湯

金鑑曰此又釋上條榮衛所以不和之義也言病有時常自汗出者此為榮氣已和也榮氣而熱仍不解者則是衛外之氣猶不諧而不與榮氣共和諧也所以榮氣雖和而時時自汗出病猶不解也盖以榮行脉中衛行脉外衛不和則榮雖和而病不解故復發其汗以抑衛而和榮榮衛和而病自愈矣亦宜桂枝湯

方有執曰此言常者謂無時不然也上條言藏藏爲陰而主裏此言榮榮亦陰而主裏以暫言故其詞略以常言故其詞詳兩相互發義不殊也

喻昌曰此明衛受邪風榮自出汗之理凡汗出榮和而發熱不解是衛強不與榮和也復發其汗俾風邪從肌竅外出斯衛不強而與榮和也正如中酒發狂酒去其人帖然也榮受寒邪不與衛和宜麻黄湯亦然

魏荔彤曰前以桂枝解肌者和其衛而時發熱之熱止此以桂枝發汗者和其衛而常自

汗之汗止蓋發其表而熱解矣故總結之曰榮衛愈則愈

張錫駒曰衛氣者所以肥腠理司開闔衛外而為固也今不能衛外故常自汗出而熱不解此為榮氣和而衛不和也榮衛陰陽貴乎和合今榮自和而衛不與之和諧兩相不合如夫婦之不調也宜桂枝湯發其汗調和榮衛之氣則愈

柯琴曰發熱時汗便出者其榮氣不足因陽邪下陷陰不勝陽故汗自出也此無熱而常自汗出者其榮氣本足因陽氣不固不能衛

九

外故汗自出當乘其汗正出時用桂枝湯啜稀粥是陽不足者溫之以氣食入於陰氣長於陽也和者平也諧者合也不和見衛強不諧見榮弱弱則不能合強則不能密皆令自汗以有熱無熱別之以時出常出辨之總以桂枝湯啜熱粥汗之上條發熱汗出便可用桂枝湯見不必頭痛惡風俱備此只自汗一症即不發熱者亦用之更見桂枝方於自汗為親切耳

尤在涇曰榮未病而和則汗液自通衛中風而不諧則榮亦失護宜其汗常自出也夫榮

與衛常相和諧者也榮行脈中為衛之守衛行脈外為榮之護何有發熱惡寒之症哉惟衛得風而自強榮無邪而反弱邪正不同強弱異等雖欲和諧不可得矣故曰榮氣和者外不諧不諧則豈衛病而已哉故欲榮之安必和其衛欲衛之和必逐其風是宜桂枝湯助陽取汗而衛和則愈

徐靈胎曰榮氣和者言榮氣不病非調和之和自汗與發汗迥別自汗乃榮衛相離發汗使榮衛相合自汗傷正發汗驅邪復發者因其自汗而更發之則榮衛和而自汗反止矣

、唐宗海曰成無已風傷衛傷寒榮之説本此不知仲景並未分風寒只論榮衛盖是榮衛自病不因外邪也若傷寒中風之自汗則是邪在榮分而衛不與諧與此方治法雖同而其理各别

太陽病初服桂枝湯反煩不解者先刺風池風府却與桂枝湯則愈

、金鑑曰太陽病服桂枝湯外證不解者可更作服今初服不惟不解而反加煩是表邪太盛若遽與桂枝恐更生煩熱故宜先行刺法疏其在經邪熱然後却與桂枝發其肌腠風

邪俾外内調和自然汗出而解矣

、方有執曰桂枝全在服法發汗切要如經若服不如法汗不如經病必不除所以反煩反者轉也言轉加熱悶也風池穴在耳後陷者中按之引於耳中手足少陽脉之會刺可入同身寸之四分風府穴在項上入髮際同身寸之一寸大筋内宛宛中督脉陽維二經之會刺可入同身寸之四分

、張志聰曰風池風府雖非太陽穴道乃屬太陽經脉所循之部故刺之以衰太陽之病勢

、喻昌曰中風之證凡未傳變者當從解肌舍

解肌無別法也然服桂枝湯以解肌而反加熱悶者乃服藥時不如法也其法維何即歠稀熱粥以助藥力不使其不及但取遍身漐漐微似有汗不使其太過之謂也此云服湯反煩者必微似汗亦未得肌竅之開徒用藥力引動風邪漫無出路勢必內入而生煩也刺風池風府以瀉風熱之暴甚後風不繼庶前風可熄更與桂枝湯引之外出則愈矣

張路玉曰刺後仍服桂枝湯則愈今雖不用刺法此義不可不講內編云服桂枝湯反煩不解本湯加羌辛藁本通其督則愈即是刺

風池風府之意內經云有病汗出而身熱者風也汗出而煩滿不解者厥也病名風厥言煩滿不解必致傳入陰經而發熱厥也

、柯琴曰此條治中風之變桂枝湯煮取三升初服者先服一升也却與者盡其二升熱鬱於心胸者謂之煩發於皮肉者謂之熱麻黃症發熱無汗熱全在表桂枝症發熱汗出便見內煩服湯反煩而外熱不解非桂枝湯不當用也以外感之風邪重內之陽氣亦重耳風邪本自項入必刺風池風府疏通來路以出其邪仍與桂枝湯以和榮衛內經曰表裡

刺之服之飲湯此法是也、

、徐靈胎曰此非誤治因風邪凝結於太陽之要路則藥力不能流通故刺以解其結蓋邪氣太甚不僅在衛而在經刺之以洩經氣

案素問骨空論云風從外入令人振寒汗出頭痛身重惡寒治在風府大風頸痛刺風府風府在上椎

、案鍼灸資生經云岐伯對黃帝之問曰巨陽者諸陽之屬其脉連於風府故為諸陽主氣也然則風府者傷寒所自起也北人皆以毛裹之南人怯弱者亦以帛護其項俗謂三角

是也柯氏之說蓋本于斯

風家表解而不了了者十二日愈

金鑑曰風家謂太陽中風也表解謂用桂枝湯病已解也不了了者不清楚也言用桂枝湯其表已解而猶不清楚者在經餘邪未盡耳十二日經盡之時餘邪盡自然愈也

魏荔彤曰此條申明太陽中風病愈後風邪留滯之證應聽其自愈也

喻昌曰解後而不了了者風邪雖去而陽氣之擾攘未得遽寧俟十二日則餘邪盡出正氣復理必自愈矣見當靜養以需不可喜功

生事也、

柯琴曰不了了者餘邪未除也七日表解後復過一候而五藏元氣始充故十二日精神慧爽而愈此雖舉風家傷寒概之矣如太陽七日病衰頭痛少愈曰衰曰少皆表解而不了了之謂也

吳儀洛曰經中凡勿藥而俟其自愈之條甚多今人凡有診視無不與藥致自愈之證反多不愈矣

案喻昌尚論云已上七條曲盡用桂枝湯妙義一條辨用桂枝之證二條辨用桂枝之脉

三條辨衛強榮弱宜用桂枝兩和榮衛四條辨衛氣不和宜在未發熱前用桂枝和衛五條辨榮氣不和宜仍用桂枝和衛六條辨陽邪熾盛服桂枝轉煩者先刺風穴再行桂枝七條辨用桂枝表已解宜俟勿藥似此深切著明可惜從前混編茲特挈出

、太陽受病漸傳陽明先行鍼法使不傳一法

太陽病頭痛至七日已上自愈者以行其經盡故也若欲再作經者鍼足陽明使經不傳則愈

、金鑑曰太陽病頭痛至七日已上自愈者以行其經盡故也謂太陽受病其邪傳行六日三陽三陰經盡至七日已上三陽三陰之病日衰大邪皆去此不作再經故自愈也再者再傳陽明經也謂其邪已傳經盡熱盛不衰欲再轉陽明故也鍼足陽明以泄其熱使其邪不再傳則愈矣

方有執曰太陽頭痛首條已具言之此又獨言者舉大意也七日已上該六日而言也行亦傳也經盡謂傳遍也欲作再經謂病加進也鍼足陽明奪其傳路而遏之也傳與陽明篇轉互音義猶古之驛傳今之過所云也

閔芝慶曰太陽受病以次而終於厥陰為傳

經盡諸經受病至七日以上自愈者為行其經盡故也今有自太陽再傳之說若果傳徧六經厥陰再傳太陽太陽再傳陽明則何不於厥陰未傳太陽之前預鍼太陽而必待傳陽明然後鍼陽明哉於此可知三陰從無再傳太陽之病但轉屬陽明耳

周揚俊曰七日而云已上自愈者明明邪留太陽至七日則正氣復而邪氣退也所謂經盡蓋六日之間榮衛流行復至七日而行受邪之經耳豈誠一日太陽二日陽明六日間六經證見至七日乃又顯太陽經證也耶

柯琴曰舊說傷寒日傳一經六日至厥陰七日再傳太陽八日再傳陽明謂之再經自此說行而仲景之堂無門可入矣夫仲景未嘗有日傳一經之說亦未有傳至三陰而尚頭痛者曰頭痛者是未離太陽可知曰行則與傳不同曰其經是指本經而非他經矣發於陽者七日愈是七日乃太陽一經行盡之期不是六經傳變之日岐伯曰七日太陽病衰頭痛少愈有明證也故不曰傳足陽明而曰欲再作經是太陽過經不解復病陽明而為併病也鍼足陽明之交截其傳路使邪氣不

得再入陽明之經則太陽之餘邪亦散非歸併陽明使不犯少陽之謂也
張路玉曰鍼足陽明言刺衝陽使邪歸併陽明不犯他界也他經則不然蓋陽明中土萬物所歸無所復傳之地也或言傷寒多有六七日尚頭痛不止者經言七日太陽病衰頭痛少愈則知其病六日猶在太陽至七日而始衰也所謂七日經盡者言邪氣雖留於一經而人之榮衛流行六日周遍六經至七日復行受邪之經正氣內復邪氣得以外解也非必盡如一日太陽二日陽明六日傳盡六

經之為準則也

尤在涇曰鍼足陽明者以其經多氣多血可以任受鍼石且離太陽未遠尤易逐邪外出耳

章楠曰標太陽病者統風寒榮衛而言也蓋邪之進退由正氣之强弱强者雖日久其邪止隨太陽經氣流行於表而六日人身陰氣旺七日陽氣旺故七日已上自愈者人身陰陽氣旺而流行于太陽之邪盡也舊註有解作邪已行盡六經至厥陰而復出太陽欲再傳陽明而針之自愈果爾何不於初傳陽明

即針而必待傳徧六經再傳始針乎此固非理也且邪既深入厥陰與太陽相隔四經並不相通豈有一日即出太陽之理此更不通矣

、東洋櫟窓多紀先生曰成氏喻氏程氏錢氏及金鑑並以六日傳六經之為註解皆不可從

、中風肌未解不可下宜桂枝湯解外一法

太陽病外證未解不可下也下之為逆欲解外者宜桂枝湯主之

、金鑑曰太陽病外證未解者謂桂枝湯之表

十三

證未解也凡表證未解無論已汗未汗雖有可下之證而非在急下之例者均不可下下之為逆也欲解外者仍宜桂枝湯主之

汪琥曰下之為逆逆者為病在外而反攻其內於治法為不順也

程郊倩曰若下後外證未解者仍當解外有是證用是藥不可以既下而遂謂桂枝湯不中與也但有一毫頭痛惡寒即為表證未解也

張路玉曰下之為逆不獨指變結胸等證而言即三陰壞病多由誤下所致也

、柯琴曰外證初起有麻黄桂枝之分如當解未解時惟桂枝湯可用故桂枝湯為傷寒中風雜病解外之總方凡脉浮弱汗自出而表不解者咸得而主之也即陽明病脉遲汗出多者宜之太陰病脉浮者亦宜之則知諸經外證之虚者咸得同太陽未解之治法又可見桂枝湯不專為太陽用矣

、尤在涇曰本論云本發汗而復下之此為逆也若先發汗治不為逆此之謂也仲景于當汗之證隨示不可下之戒如此

、徐靈胎曰太陽病外症未解者不可下也此

禁下總訣言雖有當下之症而外症未除亦不可下仍宜解外而後下也

、陳元犀曰桂枝湯本為解肌誤下後邪未陷者還用桂枝湯救外證之逆若已陷者當審何逆從其變而治之然則外症未解救誤如此而內證未除者誤之當何如師故舉一隅以示人焉

、中風肌未解誤汗下無他變者仍當用桂枝湯一法

太陽病先發汗不解而復下之脈浮者不愈浮為在外而反下之故令不愈今脈浮故知在外

當須解外則愈宜桂枝湯主之

金鑑曰太陽病先發汗表未解仍宜汗之而復下之治失其宜矣脉浮者不愈蓋以脉浮邪在外而反下之故令不愈也今誤下未成逆脉仍浮故知邪尚在外仍宜桂枝湯解外則愈也

錢潢曰中風本應解肌不當麻黄發汗即用桂枝湯亦有如水流漓而疾不降者况前條亦有初服桂枝湯而反煩不解必待先刺風池風府使風邪得泄然後桂枝湯則愈者可見表證未解未可蓋混他法也醫見汗後不

解疑其邪已入裏而復下仍見浮脉而不愈者何也因脉浮為風邪在外不應反下之下之而不愈者以藥不中病故令不愈也今以脉仍浮故知邪仍在外幸而猶未陷入也當須仍解其外邪則愈矣宜以桂枝湯主之

程郊倩曰愈不愈辨之於脉其愈者必其脉不浮而離於表也若脉浮者知邪尚在表也則前此之下自是誤下故令不愈從前之誤不必計校衹據目前目前之症不必計校衹據其脉脉若浮知尚在表雖日久尚須解外則愈有是脉用是藥亦不以既下而遂以桂

枝湯為不中與也

周揚俊曰愚案此條雖汗下兩誤桂枝證仍在不為壞症

柯琴曰誤下後而脉仍浮可知表症未解陽邪未陷只宜桂枝湯解外句以脉浮仍用麻黄湯也

章楠曰先汗不解者藥力不到其邪本未入裏而反誤下故不愈今脉仍浮緩亦無胸滿等裡症知邪未陷而在表故當解表則愈

徐靈胎曰脉浮而下此為誤下下後仍浮則邪不因誤下而陷入仍在太陽不得因汗下

後而不復用桂枝也

、中風症而見便結若利之為大逆脉浮仍用汗解一法此條列入可汗病脉症篇

、夫病脉浮大問病者言但便鞕耳設利之為大逆鞕為實汗出而解何以故脉浮當以汗解

、金鑑曰脉浮大屬表未解雖有便鞕裏實亦不可利下何以故因脉浮也當先解其外表解熱除內外和諧而大便自通矣設用利藥是為大逆也

、成無已曰結胸雖急脉浮大尤不可下下之即死况此便鞕乎論中有云本發汗而復下

之此為逆若先發汗治不為逆此之謂也

張路玉曰脉浮為邪在表其人大便雖數日不行不足慮也設裏實燥結必腹脹鞕滿又不得不從證下之以其證急也即如陽明例中有脉浮而大心下反鞕有熱屬藏者攻之不令發汗一條以其燥屎逆攻脾藏所以心下反鞕不可泥心下為陽分脉浮為表邪而行發汗也此則病人津液素槁大便但硬而無所苦亦不致於結痛攻脾只宜小建中湯多加膠飴以和之表解熱除而津回大便自通矣不得已用導法可也設誤用兼氣攻之

十六

十六

則表邪內犯故為大逆與寸口脈浮大而醫
反下之此為大逆同意是皆憑脈不憑證也
、辨太陽中風傷寒症始病終愈一法、
欲自解者必當先煩乃有汗而解何以知之脈
浮故知汗出解也、
、金鑑曰汗之不解而煩太陽證仍在者是表
邪盛也有陽明證者是裏熱盛也然亦有欲
自解而未解先煩者則又為邪正相爭作汗
之兆也當其煩時解與不解固不可定但診
其六脈俱浮則知邪欲還表當汗出而解矣
、程知曰天地鬱蒸而雨作人身煩悶而汗作

當以脈浮決之設脈不浮則煩又為入裏之候矣

程應旄曰如診得脈浮即是邪還於表之兆切勿妄治其煩使汗却而當解者反不解也

沈明宗曰夫自解證有從衄解有從下血而解有從下利而解有從小便暗除而解者此即太陽戰汗之一端或從脈辨或從證參仲景妙義散見諸篇務必合參則備

柯琴曰欲自解便寓不可妄治意諸經皆有煩而太陽更甚故有發煩反煩更煩復煩內煩等症蓋煩為陽邪內擾汗為陽氣外發浮

十六

為陽盛之脉脉浮則陽自内發故可必其先煩見其煩必當待其有汗勿遽妄投湯剤也汗出則陽勝而寒邪自解矣若煩而不得汗或汗而不解則審脉定症麻黄桂枝青龍隨所施而恰當矣

、尤在涇曰邪氣欲解之候必先見之于證與脉若其人自煩而脉浮者知其邪必將從汗而解蓋自煩為邪正相争之候而脉浮為邪氣外達之徵也設脉不浮而沉則雖煩豈能作汗即汗亦豈得解哉

、魏荔彤曰于何辨其傳不傳解則不傳于何

十七

辨其解不解汗則解于何辨其汗不汗先煩則汗于何辨其欲汗之先煩脉浮則先煩為欲汗之煩而非入裏之煩傷寒原無汗猶可以知其汗而解傷寒原有汗何以知其汗為必解之汗乎故當于脉浮二字求之而忽浮之脉必非入裏傷風原脉浮有汗之症忽添一煩又不見入裏之脉則為欲解然則入裏之脉數急是也此煩與煩躁之煩不同脉靜者為不傳也脉數急者為傳也

、桂枝湯有禁用三法

桂枝本為解肌若其人脉浮緊發熱汗不出者

十七

不可與也常須識此勿令誤也

、金鑑曰夫桂枝湯本為解肌中風表虛之藥也若其人脉浮緊發熱汗不出者乃傷寒表實之病不可與也常須識此為麻黃湯證勿令誤與桂枝湯也

、程應旄曰可與不可與在毫釐疑似之間誤多失之於倉卒須常將營衛之分别處兩相互勘陰陽不悖虛實了然不以桂枝誤治脉浮緊汗不出之傷寒自不致以麻黃誤治脉浮緩汗自出之中風矣

、張路玉曰寒傷營之脉證不可誤用桂枝湯

以中有芍藥收歛寒邪漫無出路留連肉腠貽患無窮故為首禁

尤在涇曰仲景既詳桂枝之用後申桂枝之禁也桂枝湯中風發熱脉浮緩自汗出者為宜若其人脉浮緊發熱汗不出則是太陽麻黄湯證設誤與桂枝必致汗不出而煩燥甚則斑黄狂乱無所不至矣此桂枝湯之大禁也句令誤也仲景叮嚀之意至矣

東洋櫟窻先生某肌說文肉也折骨分經白為肌赤為肉而肌有二義有肌膚之肌有肌肉注證發微詳辨之方氏因注云膚肉也蓋

十七

分肌肉之肌也解肌解肌表之邪氣也言桂枝雖為解肌之劑若其人脈浮緊發熱汗不者不可與桂枝湯當以麻黄湯解散其肌表之邪也解肌二字不專屬于桂枝外臺秘要有麻黄解肌湯葛根解肌湯名醫別錄麻黄主療云解肌可以見耳

柯琴曰解肌者解肌肉之汗也皮膚之汗自出故不用麻黄若脈浮緊是麻黄湯脈汗不出是麻黄湯症桂枝湯無麻黄開腠理而洩皮膚有芍藥斂陰津而制辛熱恐邪氣凝結不能外解勢必內攻為害滋大耳

凡服桂枝湯吐者其後必唾膿血也

、金鑑曰凡酒客得桂枝湯而嘔者以辛甘之品能動熱助涌故也若其人内熱素盛服桂枝湯又不即時嘔出則益助其熱所以其後必吐膿血也然亦不吐膿血者則是所傷者輕而熱不甚也

、劉宏璧曰桂枝氣味甚薄酒客不可與者舉一以例其餘也庸工不得其解每遇熱盛之人但去桂枝於甘辛極熱之類全無顧忌仲景豈意後人如此之愚哉即如産後不宜寒涼所以舉一白芍之味酸微寒者以示戒今

祇知除去白芍於三黃寒凉等藥反滋用無忌殊不知聖人一語該括無窮味薄者尚不可與其味厚者可知微寒者既在宜禁而大寒者尤所當戒世俗不能引伸觸類徒以鹵莽滅裂爲事可見上古醫書非精詳玩味烏能有得耶

喻昌曰桂枝辛甘本胃所愛服之反吐其人濕熱素盛可知矣濕熱素盛更服桂枝則兩熱相合滿而不行勢必上逆而吐吐逆則其熱愈淫溢於上焦蒸爲敗濁故必吐膿血此一大禁也其誤服未至于吐者上焦清氣未

傷熱雖漸消亦蹈險矣

柯琴曰桂枝湯不特酒客當禁凡熱淫於内者用甘温辛熱以助其陽不能解肌反能湧越熱勢所過致傷陽絡則吐膿血可必也所謂桂枝下咽陽盛則斃者以此

、尤在涇曰凡服桂枝湯吐者不必盡是酒客此其脾胃素有濕熱蘊蓄可知桂枝湯其甘足以嚷濕其温足以助熱設誤服之而致吐其濕熱之積上攻肺中與表之邪風相搏蒸鬱不解發為肺癰咳唾膿血勢有必至者矣

、錢潢曰其後必吐膿血句乃未至而逆料之

十八

詞也言桂枝性本甘温設太陽中風投之以桂枝湯而吐者知其人本陽邪獨盛於上因熱壅上焦以熱拒熱故吐出而不能容受也若邪久不衰熏灼肺胃必作癰膿故曰其後必吐膿血也此以不受桂枝而知之非誤用桂枝而致之也乃各注家俱言胃家濕熱素盛更服桂枝則兩熱相搏中滿不行勢必上逆而吐熱愈淫溢蒸為敗濁必吐膿血此一大禁也不知桂枝隨已吐出何曾留著於胸中豈可云更服桂枝兩熱相搏乎前人遂以此條列為桂枝四禁豈不謬乎

魏荔彤曰桂枝既不可用將坐以候之乎此處俱無一語救正不幾令主治者茫然耶濕熱家之中風於用桂枝之內必佐以五苓之治法或易桂枝為葛根即葛根連芩湯之義也

汪琥曰此條證仲景無治法補亡論常器之云可服類要芍藥地黄湯郭白雲云見膿血而後可服

東洋樸菴先生案舒詔云酒客病不可與桂枝得湯則嘔者其後果必吐膿血乎蓋積飲素盛之人慣服表藥以耗其陽而動其飲上

溢而吐亦常有之若吐膿血者從未之見也

定知叔和有錯此說似有理

若酒客病不可與桂枝湯得之則嘔以酒客不喜甘故也

、金鑑曰酒客謂好飲之人也酒客病謂過飲而病也其病之狀頭痛發熱汗出嘔吐乃溼熱薰蒸使然非風邪也若誤與桂枝湯服之則嘔以酒客不喜甘故也

、成無已曰酒客內熱喜辛而惡甘桂枝湯甘酒客得之則中煩而嘔

、柯琴曰平素好酒溼熱在中故得甘必嘔仲

景用方慎重如此言外當知有葛根連芩以解肌之法矣

張路玉曰酒為濕熱之最纔挾外邪必增滿逆所以辛甘之法不可用則用辛凉以撤其熱辛苦以消其滿自不待言矣後人不察每以葛根為酒客所宜殊不知又犯太陽經之大禁也

尤在涇曰本草云酒性熱而喜上又忌諸甜物飲酒之人甘味積中而熱氣時上故雖有桂枝證不得服桂枝湯

魏荔彤曰酒客脉浮汗自出似風傷衛實非

風傷衛然酒客汗自出脉數而大則有之未必浮也浮為風傷衛矣况酒客焉有惡風一症是雖發熱汗出酒客之常并無惡風必傷而後惡風自以酒客傷風為正義也所以桂枝湯必斟酌方效也濕熱家或中風脉雖浮必兼濡濇而帶數于脉可以知其熱也雖頭痛項強痛必兼身重骨節煩疼掣痛不可屈伸近之則痛劇雖汗出必兼短氣雖惡風必兼小便不利于此症可以知其濕也辨之既明何至必于吐後始知其悞服桂枝哉則濕熱之中風用桂枝之内必佐以五苓之治法

矣

、東洋樑寔多紀先生桼程云酒客脉浮汗自出似風傷衛金鑑云酒客病謂過飲而病也并非是

、濬棠酒客病似太陽中風症頭痛發熱汗出身重脉浮而數小便不利而赤桂枝不中與也以其得甘則嘔中有芍藥之酸斂校桂枝之更甚故柯氏謂當用葛根芩連再加茅朮防己解肌之法是也若風邪客於太陽之表其人酒客濕熱居多而熱邪上湧雖有桂枝症不得服桂枝湯當用辛

十九

去

涼以散其肌熱辛苦以降其滿宜薄荷淡豆豉厚朴蔻仁之品又宜茵蔯五苓散去桂枝易茅朮加大腹皮可也後人不察以葛根代桂枝殊不知葛根是陽明經藥故路玉謂犯太陽經之大禁是也若果是酒客症非太陽風邪當用葛根芩連豆卷黃以解陽明之肌表苦寒以瀉其溼熱之積中也本論所云酒客病原非中風症故不可用桂枝湯仲聖教人酒客病不可孟浪亂用桂枝湯也若酒家溼熱之患中風魏氏謂於用桂枝之内必佐以五苓之治法

是也

寒傷營證第三

辨寒傷營有定脉定證總傷寒一法

太陽病或已發熱或未發熱必惡寒体重嘔逆脉陰陽俱緊者名曰傷寒

金鑑曰太陽病即上篇二條脉浮頭項強痛惡寒之謂也營表陰也寒陰邪也寒邪傷人則營受之從其類也已發熱者寒邪束於皮毛元府閉密陽氣鬱而為熱也未發熱者寒邪初入尚未鬱而為熱頃之即發熱也惡寒者為寒所傷故惡之也必惡寒者謂不論已

二十

熱未熱而必惡寒也寒入其經故体痛也胃中之氣被寒外束不能發越故嘔逆也寒性勁急故脉陰陽俱緊也此承上篇二條言太陽病又兼此脉此證者名曰傷寒以為傷寒病之提綱後凡稱傷寒者皆指此脉證而言也

方有執曰或未定之詞寒為陰陰不熱以其著人而客於人之陽經鬱而與陽爭爭則蒸而為熱已發熱者時之所至鬱爭而蒸也未發熱者始初之時鬱而未爭也必定然之詞言發熱早晚不一而惡寒則必定即見也

錢潢曰体痛者寒傷營分也營者血中精專之氣也血在脉中隨營氣而流貫滋養夫一身者也此因寒邪入於血脉之分營氣澁而不快於流行故身体骨節皆痛也

喻昌曰仲景恐見惡寒体痛嘔逆又未發熱認為直中陰經之症蚤於辨證之先揭此一語慮何周耶

程應旄曰傷寒陰陽俱緊之脉大不同於中風陽浮而陰弱之緩脉矣證與脉兼得其實然後乃得正其名曰此太陽傷寒之病而非中風所能混也

魏荔彤曰傷寒中風同一浮脈而彼為浮緩此為浮緊陽邪舒散故緩陰邪勁急故緊同為在表之浮而一緩一緊風寒迥異矣

柯琴曰太陽受病當一二日發故有即發熱者或有至二日發者蓋寒邪凝斂熱不遽發非若風邪易於發熱耳然即發熱之遲速則其人所禀陽氣之多寡所傷寒邪之淺深因可知也然雖有已發未發之不齊而惡寒体痛嘔逆之症陰陽俱緊之脈先見即可斷為太陽之傷寒而非中風矣惡寒本太陽本症而此復言者別於中風之惡寒也中風因見

風而兼惡寒傷寒則無風而更惡寒矣寒邪外束故体痛寒邪内侵故嘔逆寒則令脉緊陰陽指浮沉而言不專指尺寸也然天寒不甚而傷之輕者亦有身不疼脉浮緩者矣

、尤在涇曰陽氣疾陰氣徐故中風身熱而傷寒不即熱也風性解緩寒性勁切故中風汗出脉緩而傷寒無汗脉緊也惡寒者傷於寒則惡寒猶傷于風則惡風傷于食則惡食也体痛嘔逆者寒傷于形則痛胃氣得寒則逆也然竊嘗考諸條中濕風濕並兼体痛中風中喝俱有惡寒風邪上壅多作乾嘔濕家下早亦成噦逆故論太陽傷寒者當以脉緊無汗身不即熱為主猶中風以脉緩多汗身熱為主也其惡寒体痛嘔逆則以之合證焉可耳不言無汗者以脉緊該之也

成無已曰經云凡傷於寒則為病熱為寒氣客於經中陽經怫結而成熱也中風即發熱者風為陽也及傷寒云或已發熱或未發熱以寒為陰邪不能即熱鬱而方變熱也風則傷衛寒則傷營衛虛者惡風營虛者惡寒營傷寒者必惡寒也氣病者則麻血病者則痛風令氣緩寒令氣逆嘔逆者營中寒也經曰

二十一

脉盛身寒、得之傷寒、脉陰陽俱緊者知其傷寒也

王肯堂曰但見悪寒即為在表此是要訣

東洋樵窓多紀先生案驗之病者有其未發熱則脉沉緊而其已發熱則脉浮緊者診視之際宜仔細辨認也張介賓脉神草有説當考

此條傷寒論輯義第三條卷一

、辨寒傷營證用麻黄湯大綱一法

太陽病頭痛發熱身疼腰痛骨節疼痛悪風無汗而喘者麻黄湯主之

金鑑曰此承上條而詳言證以出其治也太

陽經脈起於目內眥精明穴上額交巔入絡腦還出別下項循肩髆內挾脊抵腰中至足小指出其端寒邪客於其經則榮血凝濇所傷之處無不痛也榮病者惡寒衛病者惡風今榮病而言惡風者蓋以風動則寒生惡則皆惡未有惡寒而不惡風惡風而不惡寒者所以仲景於中風傷寒證中每互言之以是知中風傷寒不在惡寒惡風上辨而在徵甚中別之也無汗者傷寒實邪腠理閉密雖發熱而汗不出不似中風虛邪發熱而汗自出也陽氣被寒邪所遏故逆而為喘主之以麻

黄耆解表發汗逐邪安正也

成無已曰寒則傷榮頭痛身疼腰痛以至牽連骨節疼痛者太陽經榮血不利也内經曰風寒客於人使人毫毛畢直皮膚閉而為熱者寒在表也

程應旄曰頭痛發熱太陽皆然而身疼腰痛骨節疼痛是寒傷榮室若風傷衛則無是也惡風太陽病皆然而無汗而喘是陽被壅遏若風傷衛則無是也得其所同因以别其所異也

沈明宗曰太陽之邪從皮毛而入鬱遏肺氣

以故作喘且寒主收斂傷榮則腠理閉密故用麻黄湯發之

柯琴曰太陽主一身之表風寒外束陽氣不伸故一身盡疼太陽脉抵腰中故腰痛太陽主筋所生病諸筋者皆屬于節故骨節疼痛從風寒得故惡風風寒客于人則皮毛閉故無汗太陽為諸陽主氣陽氣鬱于内故喘太陽為開立麻黄湯以開之諸證悉除矣麻黄八證頭痛發熱惡風同桂枝症無汗身疼同大青龍症本症重在發熱身疼無汗而喘本條不冠傷寒又不言惡寒而言惡風先輩言

麻黄湯主治傷寒不治中風似非確論蓋麻黄湯大青龍湯治中風之重劑桂枝湯葛根湯治中風之輕劑傷寒可通用之非主治傷寒之劑也

錢潢曰惡風雖或可與惡寒互言然終是榮傷衛亦傷也何則衛病則惡風營居衛内寒已入營豈有不從衛分而入者乎故亦惡風也

張石頑曰人身之陽既不得宣越於外則必鬱塞於内故令作喘寒氣剛勁故令脉緊耳汗者血之液血為營營强則腠理閉密雖熱

汗不出故以麻黃湯重劑發之內經所謂因於寒體若燔炭汗出而散是也麻黃湯發汗最猛故以桂枝監之甘草和之杏仁潤下以止喘逆也方後著云不須啜粥者傷寒邪迫於裡本不食若強與食反增其劇也

章楠曰上條言嘔逆者寒犯肺胃比之風傷衛而鼻鳴干嘔為重也此又言喘互明寒閉肺胃也所最要者風傷則腠理疎而自出寒傷榮則腠理閉而無汗其餘脉症皆互有同異也此條特明其症必無汗而喘以麻黃湯主之因衛氣內通於肺寒閉腠理而無汗衛

氣壅遏則肺逆而喘也故以麻黄開腠泄衛杏仁内利肺氣佐桂枝色赤入榮者引領麻黄從袪邪出衛以發汗而泄之甘草奠安中氣則表裡皆和故為寒傷榮主治之方

徐靈胎曰此二症乃肺氣不舒之症麻黄治無汗杏仁治喘桂枝甘草治太陽諸症無一味不緊切所以謂之經方

東洋櫟窻多紀先生棨神農本草經麻黄主治中風傷寒頭痛病源候論曰夫傷寒病者起自風寒入於腠理與精氣分争榮衛否隔周行不通病一二日氣在孔竅皮毛之間故

病者頭痛惡寒腰背強重此邪氣在表發汗則愈夫麻黄發汗而主中風既言傷寒而又言兼自風寒乃傷寒中風可互為外感之稱亦不可以汗之有無惡之風寒傷之榮衛為之差別也

此條傷寒論輯義第三十七條卷二

麻黄湯方二

麻黄三兩去節　桂枝二兩去皮 金鑑不去皮 正脉本作三兩非

甘草一兩炙　杏仁七十个去皮尖 千金作枚 千金云喘不喘甚用五十枚

右四味以水九升先煮麻黄減二升去上沫內諸藥煮取二升半去滓溫服八合覆取微

似汗不須啜粥餘如桂枝法將息
朱肱曰夏至後用麻黃湯量加知母石羔黃
芩蓋麻黃性熱恐有發黄斑出之慮
金鑑曰名曰麻黃湯君以麻黃也麻黃性溫
味辛而苦其用在迅升桂枝性溫味辛而甘
其能固表證屬有餘故主以麻黃必勝之算
也監以桂枝制節之師也杏仁之苦溫佐麻
黃逐邪而降逆甘草之甘平佐以桂枝和內
而拒外飲入於胃行氣於元府輸精於皮毛
斯毛脉合精溱溱汗出在表之邪必盡去而
不留痛止喘平寒熱頓解不須啜粥而藉汗

於穀也必須煮掠去上沫者恐令人煩以輕浮之氣過於引氣上逆也其不用姜棗者以生姜之性横散於肌腠麻黄之迅升大棗之性泥滯於胸膈杏仁之速降此欲急於直達少緩則不迅横散不升矣然此為純陽之劑過於發汗如單刀直入之將若當用之一戰成功不當則不戢而召禍故可一而不可再如汗後不解便當以桂枝代之此方為仲景開表逐邪發汗第一峻藥也庸工不知其制在温覆取汗若不温覆取汗則不峻也遂謂麻黄專能發表不治他病孰知此治合桂枝

湯名麻桂各半湯用以和太陽留連未盡之寒熱去杏仁加石膏合桂枝湯名桂枝二越婢一湯用以解太陽熱多寒少之寒熱若陽盛於内無汗而喘者又有麻黄杏仁甘草石膏湯以解散太陰肺家之邪若陰盛於内而無汗者又有麻黄附子細辛甘草湯以温散少陰腎家之寒金匱要略以此方去桂枝千金方以此方桂枝易桂皆名還魂湯用以治邪在太陰卒中暴厥口禁氣絶下咽奏效而皆不温覆取汗因是而知麻黄湯之峻與不峻在温覆與不温覆也此仲景用方之心法

豈常人之所得而窺耶
、柯琴曰此方治風寒在表頭痛項強發熱体痛腰痛骨節煩疼惡風惡寒無汗胸滿而喘其脉浮緊浮數者此為開表逐邪發汗之峻剤也若脉浮弱汗自出者或尺脉微遲者是桂枝所主非此方所宜也
、王肯堂曰此方為元氣不虚者設也如挾時氣者宜十神湯挾暑溼者宜正氣湯挾寒者五積散挾熱者宜通聖散挾食者宜養胃湯挾痰者宜芎蘇散金鑑註云肯堂之議誠當矣然必證兼表裡邪因錯雜似傷寒而非傷

寒者乃可於諸方中斟酌選用若脉證與麻黄桂枝脗合自當遵仲景之法治之即元氣素虛或平素有熱不宜麻黄桂枝者亦必知劉元素張潔古法緩緩治之庶不誤人臨病之工宜詳審焉

、吳綬曰凡傷寒寒邪在表閉其腠理身疼拘急惡寒無汗須用麻黄辛苦之藥開發腠理逐寒邪使汗出而解也惟夏月炎暑之時雖有是證宜加凉藥方可用也或辛凉之劑以發之乃葛根葱白豆豉之類是也若麻黄加凉劑在内亦可用如防風通聖散三黄石羔

湯是也

成無已曰本草言輕可去實即麻黄葛根之屬實謂寒邪在表汗不出而腠密邪氣勝而表實輕剤所以揚之麻黄味甘苦用以為君者以麻黄為輕剤而專主發散也風邪在表而膚理疎者必以桂枝解其肌今寒邪在經表實而腠密非桂枝所能獨散必專麻黄以發汗而桂枝所以為臣也内經曰寒淫於内治以甘熱佐以辛苦者茲是類歟内經曰肝苦急急食甘以緩之肝者榮之主也傷寒榮勝衛固血脉不流必用味甘之物以緩之故

以甘草味甘平杏仁味苦温為之佐使且桂枝湯主中風風則傷衛風邪併於衛則衛實而榮弱仲景所謂汗出悪風者此為榮弱衛強故以桂枝湯佐以芍藥用和榮也麻黄湯主傷寒寒則傷榮邪併於榮則榮實而衛虛内經所謂氣之所併為血虛血之所併為氣虛者是矣故麻黄湯佐以杏仁用利氣也

尤在涇曰此方用杏仁佐麻黄達肺氣泄皮毛止喘急王好古謂其治衛實之藥是也

錢潢曰李時珍云津液為汗汗即血也在榮則為血在衛則為汗夫寒傷營營血内濇不

能外通於衛衛氣閉固津液不行故無汗發熱而憎寒夫風傷衛衛氣受邪不能內護於營營氣虛弱津液不固故有汗發熱而惡風然風寒之邪皆由皮毛而入皮毛者肺之合也肺主衛氣包羅一身天之象也證雖屬乎太陽而肺實受邪氣其證時兼面赤怫鬱咳嗽痰喘胸滿諸證者非肺病乎蓋皮毛外閉則邪熱內攻而肺氣膹鬱故用麻黃甘草同桂枝引出營分之邪達之肌表佐以杏仁泄肺而利氣是則麻黃湯雖太陽發汗重劑實為發散肺經火鬱之藥也瀕湖此論誠千古

未發之秘唯桂枝為衛分解肌之藥而能與麻黄同發榮分之汗者以衛居榮外寒邪由衛入榮故脉陰陽俱緊陽脉緊則衛分受邪陰脉緊則榮分受邪所以欲發榮内之寒邪先開衛間之出路方能引邪由榮達衛汗出而解也後人有用麻黄而監之以桂枝見節制之妙

、王肯堂曰凡用麻黄去節先滚醋湯略浸片時撈起以備用庶免太發如冬月嚴寒腠理緻密當生用○一用麻黄後汗出不止者將病人髮披水盆中足露出外用炒糯米一升

龍骨牡蠣藁本防風各一兩研細末周身撲之隨後秘方用藥免至亡陽而死此良法也

、章楠曰桂枝湯治風之陽邪故佐芍藥以和陰麻黃湯治寒之陰邪故用純陽之劑欲其專力發表也大青龍之用姜棗者恐石羔之寒重礙中也

、唐宗海曰若但見胸滿則胃家尚未實也胸前膈膜乃太陽之氣從出之路今邪在胸膈而滿太陽之氣不得外出於皮毛而壅於胸膈求通不得則迫而為喘也但當用麻黃湯透達太陽之氣使之外出則愈切不可下之

二十二

恐正氣抑而不出也

柯氏曰予治冷風哮與風寒濕三氣成痹等症用此輒效非傷寒一證可拘也

清棨風寒營衛本經疏證論之甚詳見麻黄篇中卷七

、辨脈浮及浮數宜用麻黄湯發汗一法

脈浮者病在表可發汗宜麻黄湯脈浮而數者可發汗宜麻黄湯

、金鑑曰傷寒脈浮緊者麻黄湯誠為主劑矣今脈浮與浮數似不在發汗之列然視其病皆傷寒無汗之表實則不妨略脈而從證亦可用麻黃湯汗之觀其不曰以麻黃湯發之主之而皆曰可發汗則有商量斟酌之意焉方有執曰傷寒脉本緊不緊而浮則邪見還表而欲散可知矣發者拓而出之也麻黃湯者乘其欲散而拓出之也或脉浮而數傷寒之欲傳也而亦宜麻黃湯發汗者言乘寒邪有向表之浮當散其數而不令其至於傳也程應旄曰麻黃湯為寒傷榮之主劑然亦當於脉與證之間互參酌之不必泥定緊之一字始為合法也脉浮無緊似不在發汗之列然視其證一一寒傷榮之表病則不妨略脉

而詳證無汗可發汗宜麻黃湯若脉浮數邪勢欲傳於裏亦不妨略證而詳脉無汗可發汗亦宜麻黃湯就此二者之脉與證互參之其有脉見浮緊證具傷寒二者俱符又何麻黃湯之必在禁例哉

、劉宏璧曰但脉浮不緊何以知其表寒寔也必然無汗始可發也脉數何以知其未入裡也以脉兼浮故可汗也

、尤在涇曰二條凴脉以言治而不及證且但舉浮與數而不言緊而云可與麻黃湯發汗殊為未備然仲景自有太陽傷寒條與麻黃、

湯證在學者當會通全書而求之不可拘於一文一字間也

喻昌曰脉浮不緊者乘其邪方在表當用麻黃湯托出其邪不使得入即脉浮數而不緊者乘其勢正欲傳當用麻黃湯擊其半渡而驅之使出參看中風證脉浮宜用桂枝湯可見天然一定之法不因邪勢之淺深輒可變易也

張路玉曰脉浮而緊當用麻黃湯若浮而不緊雖有似乎中風然有汗無汗迥異故不復言病證耳至於浮數其邪變熱已極並宜麻

黃發汗無疑也

、章楠曰此即教人通變而不可執也上言脉陰陽俱緊者名曰傷寒或其人陽氣旺而脉但浮不緊或經時日而脉变浮數然既有惡寒身痛無汗之表症而脉又浮則其邪仍在表並宜麻黃湯發汗

、徐靈胎曰此脉浮必帶緊故可用麻黃湯脉浮而數為陽氣欲出仍宜麻黃湯汗出而愈也

、柯琴曰前條論症此條論脉言浮而不言遅弱者是浮而有力也然必審其熱在表乃可

用若浮而大有熱屬藏者當攻之不令發汗矣若浮數而痛偏一處者身雖疼不可發汗數者急也即緊也緊則為寒指受寒而言數則為熱指發熱而言辞雖異而意則同故脉浮緊者即是麻黄症

、青龍項中脉見浮緊日久致衄用麻黄湯次

第三法

太陽病脉浮緊無汗發熱身疼痛八九日不解表證仍在此當發其汗服藥已微除其人發煩目瞑劇者必衄衄乃解所以然者陽氣重故也麻黄湯主之張璐本柯氏本章氏本麻黄湯主之五字移此當發其汗下今宗金鑑輯義本

金鑑按張兼善曰麻黃湯主之五字不當在陽氣重之下豈有衄乃解之後而用麻黃湯之理乎其說甚是况服藥已之上幷無所服何藥之文宜將此五字移於其上始合

金鑑曰太陽病脉浮緊無汗發熱身疼痛八九日不解謂傷寒表證仍在當以麻黃湯發其汗也服藥已微除者謂已發汗邪雖微除猶未盡除也乃當汗之若因循失汗則陽邪久鬱榮中不得宣泄致熱併於陽而發煩熱鬱於陰而目瞑劇者謂熱極也熱極於榮勢必逼脉中之血妄行為衄衄則熱隨血去而解

矣所以然者陽氣重故也

程知曰脉見浮緊表證仍在雖八九日仍當以麻黄汗解服湯其病微除至於煩瞑劇衄乃熱欝於榮陽氣重感表散之藥與之相搏而然然至於逼血上衄則熱隨血解矣此言發汗當主以麻黄湯非衄解之後仍用麻黄湯也

喻昌曰此風多寒少之證服藥已微除則藥不勝病可知發煩者熱蒸而欝煩也目瞑者熱轉榮血肝氣不治也劇則熱甚於經必迫血妄行而為衄衄則熱隨血散而解也陽氣

重者風屬陽而入衛氣為寒所持故重也所以雖得衄解仍主麻黃湯以發其未盡之沉滯而大变乎中風之例也

張璐玉曰世本麻黃湯主之在陽氣重故也下今正之服藥已微除復發煩者餘邪未盡也目瞑煩劇者熱盛於經故迫血妄行而為衄衄則餘熱隨血而解也以汗後復衄故為陽氣重也或言汗後復衄而熱邪仍未盡喻氏重以麻黃湯散其未盡之邪非也若果邪熱不盡則衄乃解三字從何着落八九日不解則邪熱傷血已甚雖急奪其汗而榮分之

熱不能盡除故必致衄然後得以盡其餘熱也將衄何以目瞑以火邪載血而上故知必衄乃解內經曰陽絡傷則血外溢血外溢則衄又云陽氣盛則目瞋陰氣盛則目瞑以陽邪并於陰故為陰盛也

方有執曰微除言雖未全罷亦已減輕也發煩風壅而氣昏也目瞑寒鬱而血滯也劇作衄之兆也衄鼻出血也鼻為肺之竅也肺為陽中之陰而主氣陽邪上盛所以氣載血上妄行而逆出於鼻也陽氣以風而言也風為陽而由氣道所以得隨衄散解故曰陽氣重

故也

、柯琴曰脉症同大青龍而異者外不惡寒内不煩躁耳發於陽者七日愈八九日不解其人陽氣重可知然脉緊無汗發熱身疼是麻黄症未罷仍與麻黄只微除在表之風寒而不解内擾之陽氣其人發煩目瞑見不堪之狀可知陽絡受傷必逼血上行而衄矣血之與汗異名同類不得汗必得血不從汗解而從衄解此與熱結膀胱血自下者同一局也鼻者陽也目者陰也血雖陰類從陽氣而升則從陽竅而出故陽盛則衄陽盛則陰虛陰

處則目瞑也麻黃湯主之句在當發其汗下此於結句補出是倒序法也前輩隨文衍義謂當再用麻黃以散餘邪不知得衄乃解句何處着落

尤在涇曰脉浮緊身疼痛太陽麻黃湯證也至八九日之久而不解表症仍在者仍宜麻黃湯發之所謂治傷寒不可拘于日數但見表症脉浮者雖數日猶宜汗之是也郭白雲云麻黃湯主之五字當在此當發其汗下是

章楠曰太陽表症仍在則當發其汗主以麻黃湯因邪持日久未能一汗而解世本麻黃

湯主之一句在陽氣重故也之下張路玉已辨之夫既曰衄乃解且下文又有衄家不可發汗之明文則此處為錯簡顯然矣

徐靈胎曰熱甚動血血由肺之清道而出與汗從皮毛而洩同故熱邪亦解俗云紅汗也經云陽明病口燥但欲漱水不欲嚥者此必衄此言未衄之前可用麻黄非衄後更用麻黄也

朱肱曰傷寒太陽證衄血者乃解蓋陽氣重故也仲景所謂陽盛則欲衄若脉浮緊無汗服麻黄湯不中病其人發煩目瞑劇者必衄

小衄而脉尚浮緊者再與麻黃湯也若脉浮自汗服桂枝湯不中病桂枝證尚在必頭痛甚而致衄小衄而脉尚浮者再以桂枝也若衄後脉已微者不可行麻黃桂枝發汗之剂也太抵傷寒衄血不可發汗者為脉微故也脉已微者黃芩芍藥湯犀角地黃湯衄血不止者茅花湯若衄而渴心煩飲則吐水先服五苓散次服竹葉湯又问陰證有衄血者乎陰症自無熱何緣有衄若少陰病但厥無汗强發之必動血未知從何道出或從口鼻或從耳目是謂下厥上竭為難治

此條傷寒論輯義第四十九條卷二

太陽病脈浮緊發熱身無汗自衄者愈

金鑑曰太陽病脈浮緊發熱無汗此傷寒脈證也當發其汗若當汗不汗則為失汗失汗則寒閉於衛熱鬱於營初若不從衛分汗出而解久則必從營分衄血而愈也故太陽病凡從外解者惟汗與衄二者而已今既失汗於營則營中血熱妄行自衄熱隨衄解必自愈矣

成無已曰風寒在經不得汗解鬱而變熱衄者熱隨血散故云自衄者愈不待麻黃桂枝

發散者也

、方有執曰此承上條復以其證之校輕者言以見亦有不治而自愈者所以曉人勿妄治以致誤之意太陽病脉浮緊發熱身無汗與上條同而無疼痛則比之上條較輕可知矣所以不待攻治得衄自愈也汗本血之液北人謂衄為紅汗即此說也

、程知曰言得衄雖無汗必自愈也人之傷於寒而為熱者得衄發越故愈

、喻昌曰此即前條風多寒少之證但無身疼痛則寒證較輕又無發煩目瞑則陽氣亦不

重自衄即愈比前衄乃解亦局安所以既衄則不更主麻黃湯也

、張璐玉曰衄血成流則邪熱隨血而散奪血則無汗也設不自衄當以麻黃湯發之發之而邪解則不衄矣發之而餘邪未盡必仍衄而解

、柯琴曰汗者心之液是血之変見于皮毛者寒邪堅斂于外腠理不能開發陽氣大擾于内不能出玄府而為汗故逼血妄行而假道于肺竅也今稱紅汗得其旨哉

、尤在涇曰此條榮雖通而衛尚塞故既已自

衄而仍與麻黃湯發汗而愈然必欲衄而血不流雖衄而熱不解者乃為合法不然靡有不竭其陰者于是仲景復著奪血無汗之例曰脉浮緊發熱身無汗自衄者愈謂陽氣重者須汗血並出以泄其邪其稍輕者設得衄血邪必自解身雖無汗固不必更以麻黃湯發之也

陶華曰衄血固為欲解若衄不止而頭汗出其身無汗及發熱汗不至足者亦為惡候當明辨之

李中梓曰血紫黑成塊脉遲細口不渴小便

二十五

清理中湯加丹皮汗後熱退鼻血不止新汲水浸艸紙數層貼項上及項脊溫則易必止

沈金鰲案李氏草紙外治法施之雜病則穏妥若治傷寒還宜酌量

東洋櫟窓多紀先生案三因方麻黄升麻湯治傷寒發熱解利不行血隨氣壅鼻衂世謂紅汗者是也麻黄二兩半升麻一兩一分黄芩芍藥甘草石膏茯苓各一兩右剉散每服四大錢水一盞半姜三片煎七分去滓熱服微汗解

傷寒脉浮緊不發汗因致衂者麻黄湯主之

、金鑑案傷寒初起但不甚惡寒便知夾熱後多得衄其熱多寒少者則熱隨衄去纔而汗出表與熱均解也其熱少寒多者縱熱隨衄去纔必不汗出表仍不解誠能用青龍麻黃湯於未衄之先發之則汗衄兩解矣若已經衄後而汗不出表不解即用麻桂之藥以和榮衛亦須少兼芩連犀角地黃清陰涼血之品佐之以護及陰血可也然大衄之後麻黃青龍不可輕用若用之不當則犯衄家不可汗之戒矣

、金鑑曰此承上條以出其治也傷寒脈浮緊

法當發汗若不發汗是失汗也失汗則熱鬱於榮因而致衄者宜麻黄湯主之若能於未衄之先早用麻黄湯汗之汗出則解必不致衄其或如上條之自衄而解亦無須乎藥也

方有執曰傷寒脉浮緊者寒多風少之謂也上二條皆風多寒少前條以服藥已微除汗發不透而致衄上條以校輕得自衄此以寒多不發汗而致衄三條之所以辨差分也蓋寒多則於法當發汗而不發汗熱鬱血乱所以衄也衄則陽邪之風散麻黄湯者發其尚未散之寒也

傷寒從新 三

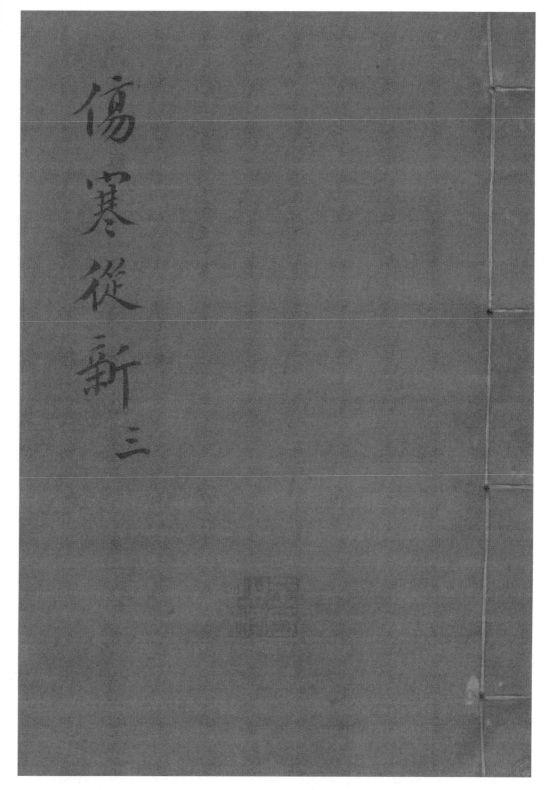

二五

、程知曰此言邪不發之衄仍宜溫散也不發汗而致衄是入榮之寒不得泄越而然也寒不盡則衄不止故仍用麻黃不必待其衄也此與上條有寒熱之别

、程應旄曰大抵傷寒見衄者由其榮分素熱一被寒閉不受遏從而上升矣

、王三陽曰奪血者無汗既致衄不可輕用麻黃湯須審之又審點滴不成流者可也

、柯琴曰脉緊無汗者當用麻黃湯發汗則陽氣得泄陰血不傷所謂奪汗者無血也不發汗陽氣內擾陽絡[illegible]血是奪血者無汗

也若用麻黃湯再[illegible]則斃矣言不發汗因致衄豈有因致[illegible]發汗之理乎觀少陰病無汗而強發之則血從口鼻而出或從目出能不懼哉愚故亟為校正恐誤人者多耳

喻昌曰此寒多風少之證也寒多不發汗所以致衄既衄則風邪得解所以惟用麻黃湯以發其未散之寒而但從傷寒之例也

張路玉曰脉浮緊當以汗解失汗則邪鬱於經不散而致衄衄必點滴不成流此邪熱不得大泄病必不解急用麻黃湯汗之奪汗則無血也仲景云衄家不可發汗亡血家不可

發汗以久衄亡血已多故不可發汗復奪其血也此因當汗不汗熱毒蘊結而成衄故宜發汗則熱得泄而衄自止矣

徐靈胎曰前段衄後而解則不必復用麻黄衄後尚未解則仍用麻黄湯

江瓘名醫類案云陶尚文治一人傷寒四五日吐血不止醫以犀角地黄湯等治而反劇陶切脉浮緊而數若不汗出邪何由解遂用麻黄湯一服汗出而愈或問仲景言衄家不可發汗亡血不可發汗而此用麻黄湯何也瓘曰久衄之家亡[illegible]故不可發汗今緣

當汗不汗熱毒蘊結[illegible]成吐血當分其津液乃愈故仲景又曰傷寒脉浮緊不發汗因致衄血者麻黄湯主之盖發其汗則熱越而出血自止也朱肱亦云無汗而衄脉尚浮緊者再與麻黄湯脉已微者黄芩芍藥湯犀角地黄湯是症全在有汗無汗脉緊脉微毫厘別之當考究也養葵先生用之而效

東洋樑窓多紀先生槃柯本此條作傷寒脉浮緊者麻黄湯主之不發汗因致衄也云云豈有因致衄再用麻黄湯更發汗之理乎此執泥之説難從矣

二十六

、此條傷寒論輯義第五十八條卷二

、服麻黃湯得汗後復感復煩脉浮數者宜更藥解散一法

傷寒發汗解半日許復煩脉浮數者可更發汗宜桂枝湯

金鑑曰傷寒服麻黃發汗汗出已熱退身凉解半日許復煩熱而脉浮數者是表邪未盡退而復集也可更發汗其不用麻黃湯者以其津液前已為發汗所傷不堪再任麻黃故宜桂枝更汗可也

、方有執曰傷寒發汗者服麻黃湯以發之之

謂也解散也復重復也既解半日許何事而復哉言發汗或不如法或汗後不謹風寒而復煩熱脉轉浮數也故曰可更發汗更改也言當改前法故曰宜桂枝湯

喻昌曰用桂枝湯者一以邪重犯衛一以榮虛不能復任麻黃也

成無已曰煩者熱也發汗身涼為已解至半日許身復熱脉浮數者邪不盡也可更發汗與桂枝湯

程應旄曰改前發汗之法為解肌則雖主桂枝不為犯傷寒之禁也

汪琥曰仲景法脉浮而数者可發汗宜麻黄湯然此條已曾用過麻黄湯矣故當更方以發其汗宜桂枝湯

張路玉曰明係汗後表疎風邪襲入所致宜更用桂枝湯

柯韻伯曰此條輯傷寒之後前條因虛寒此條因餘熱衛解而營未解故用桂枝更汗也可知桂枝湯主風傷衛治風而不治寒之謬矣浮弱是桂枝脉浮数是麻黄脉仲景見麻黄脉症即用麻黄湯見桂枝脉症便用桂枝湯此不更進麻黄而却與桂枝者蓋發汗而

解則麻黃症已罷脉浮數者因內煩而然不得仍認麻黃湯脉矣麻黃湯純陽之剂不可以治煩桂枝湯內配芍藥奠安榮氣正以治煩也且此煩因汗後所致若再用麻黃發汗汗從何來必用啜熱粥法始得汗桂枝湯本治煩服桂枝湯後外熱不解而熱更甚彼曰反煩麻黃症本不煩服湯汗出外熱初解而內熱又發故曰復煩凡曰麻黃湯主之桂枝湯主之者定法也服桂枝不解仍與桂枝汗解後復煩更用桂枝者活法也服麻黃復煩者可更用桂枝用桂枝復煩者不得更用麻

黄且麻黄脉症但可用桂枝更汗不可先用
桂枝發汗此又活法中定法矣
尤在涇曰傷寒發汗解半日許復煩者非舊
邪去而新邪復乘也餘邪未盡復集為病如
餘寇未盡復合為亂耳脉浮數者邪氣在表
之徵故可更發其汗以盡其邪但以已汗復
汗故不宜麻黄之峻剂而宜桂枝之緩法此
仲景隨時变易之妙也
徐靈胎曰發汗未透故煩乃服藥不及之故
陳修園曰傷寒服麻黄湯以發汗服後汗身
涼為表邪已解至半日許復發熱而煩是表

二十七

邪解而肌邪未解也又診其脉不見桂枝之浮弱仍見麻黃症之浮數者知非麻黃症未罷乃肌膚之邪不解動君火之氣而為煩所致麻黃湯不可治煩可更易麻黃湯之旋而用啜粥調和之法以發其汗宜桂枝湯主之解肌以止煩

、東洋櫟窻多紀先生柴方氏喻氏輩並云傷寒已解復傷風邪且以更為改之義非是更再也玉函作復其意可見耳

、青龍項中辨表裡用桂枝湯单解風邪一法

傷寒不大便六七日頭痛有熱者與承氣湯其

小便清者知不在裡仍在表也當須發汗若頭痛者必衄宜桂枝湯

金鑑曰若頭痛之若字當是苦字苦頭痛方爲必衄之證若是若字則凡頭痛皆能致衄矣傷寒不大便六七日裏已實似可下也頭痛熱未已表未罷可汗也然欲下則有頭痛發熱之表欲汗則有不大便之裏值此兩難之時惟當以小便辨之其小便渾赤是熱已在裏即有頭痛發熱之表亦屬裏熱與承氣湯下之可也若小便清白是熱尚在表也即有不大便之裏仍屬表邪宜以桂枝湯解之

然傷寒頭痛不論表裏若苦頭痛者是熱劇於榮故必作衄衄則榮熱解矣方其未衄之時無汗宜麻黃湯有汗宜桂枝湯汗之則不衄而解矣

成無已曰不大便六七日頭痛有熱者故宜當下若小便清白者知裏無熱則不可下經曰小便數者大便必鞕不更衣十日無所苦也況此不大便六七日小便清者不可責邪在裏是仍在表也與桂枝湯以解外若頭痛不已為表不罷鬱甚於經迫血妄行上為衄也病源云心主血肝藏血肺主氣開竅於鼻

血得熱則散隨氣上從鼻中出則為衄雜病衄者責在裏熱也如仲景之論知傷寒衄者責其表分熱故也

、程應旄曰欲攻裏則有頭痛之表證可疑欲解表則有不大便之裏證可疑表裏之間何從辨之以熱辨之而已熱之有無何從辨之以小便辨之而已有熱者小便必短赤熱已入裏頭痛祇屬熱壅可以攻裏其小便清者無熱可知熱未入裏不大便祇屬風秘仍須發汗

、汪琥曰若頭痛不已者為風寒之邪上壅熱

甚於經勢必致衄須乘其未衄之時宜用桂枝湯以汗解之而驗小便是為仲景妙法

、周揚俊曰此因發汗之後不得再用麻黄也

、魏荔彤曰此條之衄意料之辭非已見之證用桂枝湯則可不衄而解與用麻黄一條亦有別

、柯琴曰此辨太陽陽明之法也太陽主表頭痛為主陽明主裏不大便為主然陽明亦有頭痛者濁氣上冲也太陽亦有不大便者陽氣太重也六七日是解病之期七日來仍不大便病為在裏則頭痛身熱屬陽明外不解

由於内不通也下之裡和而表自解矣若大便自去則頭痛身熱病為在表仍是太陽宜桂枝汗之若汗後熱退而頭痛不除陽邪盛於陽位也陽絡受傷故知必衄衄乃解矣本條當有汗出症故合用桂枝承氣有熱當作身熱大便圊從宋本訂正恰合不大便句見他本作小便清者謬宜桂枝句直接發汗來不是用桂枝止衄亦非用在已衄後也

張路玉曰六七日不大便明係裏熱況有熱以證之更無可疑故雖頭痛必是陽明熱蒸可與承氣湯然但言可與不明言大小其旨

原不在下不過借此以證有無裏熱耳若小便清者為裏無熱邪未入裏可知則不可下仍當散表以頭痛有熱寒邪怫鬱於經勢必致衄然無身疼目瞑知邪氣原不為重故不用麻黄而舉桂枝以解散榮中之邪熱則寒邪亦得解散矣

章楠曰此條辨證以分病之經府六七日不大便者即所謂脾約也陽明熱結不得下行而上冲故頭痛然其痛在額前不同太陽之頭在項後而又惡寒也若大便照常圊解者其頭痛發熱邪仍在表也胃為陽明之裏邪

在裏故與承氣湯通胃肌為陽明之表邪在表故宜桂枝湯解肌則胃中水穀之氣發而為汗以陽明多氣多血故頭痛有熱者必衄非謂衄後宜用桂枝湯也此倒裝文法因向在太陽篇故多錯解義理 章本此條在陽明篇

、尤在涇曰宜桂枝湯四字疑在當須發汗句下。

、傷寒選錄云丹溪曰謹案外證未解不可下下為逆今頭痛有熱宜解表反與承氣正是責其妄下之過也故下文又言小便清者知其無裏熱不當行承氣又繼之曰當須發汗

曰頭痛必衄血宜桂枝湯反復告戒論意甚
明而注反直曰故當宜下想因六七日不大
便爾雖不大便他無所苦候表解然後攻之
正仲景法也注意似未瑩○案此說與玉函
符矣
、傷寒類方云傷寒不大便六七日宜下之候
頭痛有熱者未可與承氣湯太陽症仍在不
得以日久不便而下也案未可二字從金匱
增入傷寒論失此二字○案徐氏注解近是
故表而出爲又案張志聰發汗用麻黃湯柯
氏改小便清作大便圜並非也

二十八

、案玉函作未可與承氣湯是其小便清者玉函外臺並作小便反清脉經千金翼作大便反青柯本作大便圊知玉函脉經千金翼作此為二字王肯堂校本千金翼有熱作身熱熱下有小便赤三字其小便清作小便利

、辨傷寒傳經不傳經一法

傷寒一日太陽受之脉若靜者為不傳頗欲吐若煩躁脉數急者為傳也傷寒二三日陽明少陽證不見者為不傳也

、金鑑曰傷寒一日太陽受之當脉浮緊或汗或未汗若脉靜如常此人病脉不病為不傳

也初病或嘔未止煩欲吐若躁煩脉数急者此外邪不解内熱已成病勢欲傳也宜以大青龍湯發表解熱以殺其勢或表裡有熱證者則當以雙解湯兩解之也傷寒二日陽明受之三日少陽受之此其常也若二三日陽明證之不悪寒反悪熱身熱心煩口渴不眠等證與少陽證之寒熱往来胸脇滿喜嘔口苦耳聾等證不見者此為太陽邪輕熱微不傳陽明少陽也

沈明宗曰此憑脉辨證知邪傳與不傳也脉浮而緊為太陽正脉迺静是不傳他經矣若

煩欲吐或躁煩而脉數急則邪機向裡已著勢必傳經為病也

錢潢曰傷寒一日太陽受之者即内經熱論所謂一日巨陽受之二日陽明受之之義也因太陽主表總統榮衛故先受邪也然寒傷營之證其脉陰陽俱緊或見浮緊之脉若一日之後脉安靜恬退則邪輕而自解不至傳入他經矣倘見證頗覺欲吐則傷寒嘔逆之證猶未除也況吐則邪入犯胃乃内入之機若口燥而煩熱脉數急者為邪氣已鬱為熱其氣正盛勢未欲解故為傳經之候也

方有執曰一日二日三四五六日者猶言第一第二第三四五六之次序也大要譬如計程如此立箇前程的期式約模耳非計日以限病之謂不傳有二一則不傳而遂自愈一則不傳而猶或不解若陽明少陽雖不見太陽亦不解則始終太陽者有之餘經同推要皆以脉證所見為準若只蒙龍拘拘數日以論經則去道遠矣

喻昌曰脉靜者邪在本經且不能遍故不傳經頗欲吐外邪內搏身煩脉數寒邪變熱必傳經也二三日陽明少陽症不見即誤治亦

止留連於太陽耳
、張路玉曰此條言欲傳不傳之候以此消息
蓋營起中焦以寒邪傷榮必脉緊無汗故欲
傳則欲吐躁煩脉數急也若風傷衞則自汗
脉緩故欲傳但有乾嘔而無吐亦無躁煩脉
數急之例也
、柯琴曰太陽主表故寒邪傷人即太陽先受
太陽脉浮若見太陽之浮不兼傷寒之緊即
所謂靜也脉靜證亦靜無嘔逆煩躁可知今
又有發熱惡寒頭項强痛不須七日衰一日
即止者正此不傳之謂也若受寒之日頗有

吐意嘔逆之機見矣若見煩躁陽氣重可知矣脉急數陰陽俱緊之互文傳者即内經人傷於寒而傳爲熱之傳乃太陽之氣生熱而傳於表即發於陽者傳七日之謂非太陽與陽明少陽經絡相傳之謂也欲字若字是審其將然脉之數急是診其已然此因脉定證之法也傷寒一日太陽二日陽明三日少陽者是言見症之期非傳經之日也岐伯曰邪中於面則下陽明中於項則下太陽中於頰則下少陽其中膺背兩脇亦中其經蓋太陽經部位最高故一日發陽明經位次之故二

日發少陽經位又次之故三日發是氣有高下病有遠近過其至所為故也夫三陽各受寒邪不必自太陽如諸家言二陽必自太陽傳來者未審斯義耳若傷寒二日當陽明病若不見陽明表症是陽明之熱不傳於表也三日少陽當病不見少陽表症是少陽之熱不傳於表也

、程知曰有傳經不傳經者有越經傳者有傳一二經而即止者有發於陽即入少陰者有直中三陰者有足經究熱而傳手經者有誤藥而傳變者大抵熱邪乘經之虛即傳若經寔即不受邪而不傳陽邪勝則傳陰邪勝多不傳故經謂脉靜為不傳脉數急為欲傳也又曰足經自足上行胞腹頭背主一身之大綱故寒邪入之即見其經若手經第行於胸手不能主一身之大綱也邪既入足經必傳入手經故感風寒之重者頭項痛肩背肘節亦痛也聖人言足不言手足可該手手不可該足也非不傳手也夫五藏六府十二經氣相輸絡相通豈有傳足而不傳手者哉亦豈有傷足而不傷手者哉虞天民謂熱先手寒先足義亦可互通也

、程應旄曰傷寒之有六經無非從淺深而定部署以皮膚為太陽所轄故署之太陽肌肉為陽明所轄故署之陽明筋膜為少陽所轄故署之少陽云耳所以華陀曰傷寒一日在皮二日在膚三日在肌四日在胸五日在腹六日入胃衹就軀殼間約略其淺深而并不署太陽陽明等名然則仲景之分太陽陽明等亦是畫限之意用以轄病也

、東洋櫟窓多紀先生案躁煩即躁煩之訛以為口燥煩熱者誤矣諸注並以煩躁為解

、張景岳曰傷寒傳變不可以日數為拘亦不

可以次序為拘如内經言一日太陽二日陽三日少陽之類蓋言傳經之大槪非謂凡患傷寒者必皆如此也蓋寒邪中人本無定体觀陶節菴曰風寒之初中人也無常或入於陰或入於陽非但始太陽終厥陰也或自太陽始日傳一經六日至厥陰邪氣衰不傳而愈者亦有不罷再傳者或有間經而傳者或有傳至二三經而止者或有始終只在一經者或有越經而傳者或有自少陽陽明而入者或有初入太陽不作鬱熱便入少陰而成真陰證者所以凡治傷寒不可拘泥但見太

二八

陽證便治太陽但見少陰證便治少陰但見少陽陽明證便治少陽陽明此活法也

陳修園曰人之言傷寒者動曰傳經其所以然之理難言也有正傳有邪傳有陰陽表裡之氣相傳有六經連貫之氣相傳請以陰陽表裡之氣相傳者言之傷寒一日太陽之氣受之然太陽與少陰相表裡脈若安靜而不數急者為止在太陽而不傳於少陰也頗欲吐者即少陰欲吐不吐之見證若兼見足少陰之躁手少陰之煩診其脈數急而不安靜者迺病太陽之氣中見少陰之化為傳也陽

寒如此中風亦然又以六經之氣相傳言之傷寒二日當陽明主氣之期三日當少陽主氣之期陽明之身熱自汗不惡寒反惡熱之外證不見少陽之口苦咽乾目眩之外證不見者為氣之相傳而病不與俱傳也二經如此他經可知矣

、沈金鰲曰傷寒一日約辭非定指一日也脉靜者太陽傷寒脉浮緊仍是浮緊之脉未嘗他傳也故病仍在太陽而亦未他傳此據脉知之而太陽諸症自在可見若更驗之於症胸中之陽為在表之寒所鬱因而欲吐躁煩

二六

脉又不静而浮緊變為數急太陽之邪勢必入裡而傳陽明蓋欲吐躁煩皆陽明胃症也此又兼審脉症而知之陽明少陽二經之症至二三日不見可知其脉仍浮緊而亦不變此又但據症而知之也可見一日太陽二日陽明以次相傳之日數未可泥也

、戴元禮曰凡人傷寒先犯太陽以次而傳此特言其概耳然其中變症不一有發于陽即少陰受之者有夾食傷寒食動脾脾太陰之經一得病即腹滿痛者亦有不循經而入如初得病徑犯陽明之類不皆始於太陽也不

可泥于次第當隨症施治所以傷寒得外症為多仲景云日數雖多有表症者尤宜汗日數雖少有裡症者即宜下

吳綬曰陽邪以日數次第而傳者由一日至七日六經傳盡當汗而解七日不解為之再經二七日不解為之過經過經不解則為壞病○寒之傷人初無体或中于陰或中于陽經言一二日發熱脉沉者少陰病也又一二日口中和背惡寒者少陰病也此皆直中陰經之寒非常而為變也活人書凡寒邪自背而入者或中太陽或中少陰自面而入者則

中陽明之類亦不專主太陽也蓋太陽為諸經之首傳變居多且熱邪乘虛之經則傳也若經實則不受邪而不傳也且太陽傳陽明陽明傳少陽皆妻傳夫為微邪少陽傳太陰太陰傳少陰皆夫傳妻為賊邪少陰傳厥陰太陽傳少陽皆母傳子為虛邪太陽越經傳太陰乃悞下傳亦虛邪太陽傳少陰乃陰陽雙傳即屬兩感太陽傳厥陰亦母傳子亦為虛邪又為首尾傳夫陽寒傳至厥陰為尾厥者盡也

此條言傳經若欲詳明與傷寒論綱目傳變

二十九

篇又傷寒準純傷寒總例傳變篇同參

、辨傷寒二三日欲傳不傳心悸而煩宜用建中一法

傷寒二三日心中悸而煩者小建中湯主之嘔家不可用建中湯以甜故也

、金鑑曰傷寒二三日未經汗下即心悸而煩必其人中氣素虛雖有表症亦不可汗之蓋心悸陽已微心煩陰已弱故以小建中湯先建其中兼調榮衛也

王肯堂曰傷寒二三日心中悸而煩者小建中湯主之傷寒脉弦細屬少陽不可汗汗之

二一九

則譫語胃不和則煩而悸大抵先煩而後悸者是熱先悸而後煩者是虛治病必求其本者此也

程應旄曰可見陽去入陰必有其先兆善治者急宜杜之於未萌心中悸而煩則裡氣虛而陽氣為陰襲建中湯補虛和裡保定中州以資氣血為主雖悸與煩皆小柴胡湯中兼見之證而得之二三日裡證未必即具小柴胡湯非所宜也

魏荔彤曰建中者治其本也與建中後徐審其在表則仍當發汗以中州既建雖發汗陽

亦不致亡矣審其傳裡則應下之以中州既建雖下陽亦不致陷矣所謂急則從標而緩則從本也

錢潢曰心中心胸之間非必心藏之中也悸虚病也

喻昌曰欲傳未傳之症其人內實差可無慮若陽氣內虚而心悸陰氣內虚而心煩將來邪與虚搏必至危困建立其中氣則邪不易入即入亦足以禦之也

張路玉曰急用建中養正祛邪庶免內入之患又慮心悸為水飲停畜煩為心氣不寧故

二九

復以嘔證之蓋嘔為溼熱在膈上故禁甜味變膈耳○按小建中本桂枝湯風傷衛藥也中間但加飴倍芍以緩其脾使脾胃行其津液則榮衛自和即命之曰建中其旨微矣尤在涇曰傷寒裡虛則悸邪擾則二三日悸而煩者正虛不足而邪欲入内也是不可攻其邪但與小建中湯溫養中氣中氣立則邪自解即不解而攻取之法亦可因而施矣仲景禦變之法如此誰謂傷寒非全書哉○傷寒裡虛法先補養立在太陽權变法中

柯琴曰傷寒二三日無陽明症是少陽發病

之期不見寒熱頭痛胸脇苦滿之表又無腹痛苦嘔或欬或渴之證但心悸而煩是少陽中樞受寒而木邪挾相火為患相火旺則君火虛離中真火不藏故悸離中真火不足故煩非辛甘以助陽酸苦以維陰則中氣亡矣故制小建中以理少陽佐小柴胡之不及心煩心悸原屬柴胡證而不用柴胡者首揭傷寒不言發熱則無熱而惡寒可知心悸而煩是寒傷形熱傷氣矣二三日間熱已發裡寒猶在表原是半表半裡證然不往來寒熱則柴胡不中與也心悸當去黃芩心煩不嘔當

去參半故君桂枝通心而散寒佐甘草半飴助脾安悸倍芍藥瀉火除煩任生姜佐金平木此雖桂枝加飴而倍芍藥不外柴胡加減之法名建中寓發汗于不發之中曰小者以半為解表不全固中也少陽妄汗後胃不和因煩而致躁宜小柴胡湯清之未發汗心已虛因悸而致煩宜小建中湯和之

章楠曰得病二三日中氣虛而營血少邪氣乘虛內侵故心悸而煩以營血生於心脾起於中焦先當小建其中重用酸甘化陰以滋營血佐以辛甘而温以助陽氣俾中焦陰陽

充旺使邪得以外向也然甘多壅氣素有嘔病者故不可與恐其上涌也

徐靈胎曰悸而煩其為虛煩可知故用建中湯以補心脾之氣蓋梔子湯治有熱之虛煩此治無熱之虛煩也

小建中湯方 三

桂枝 三兩　甘草 二兩炙○玉函成本作三兩金匱亦然

芍藥 六兩　生薑 三兩切

大棗 十二枚擘　膠飴 一升

右六味以水七升煮取三升去滓內飴更上微火消解溫服一升日三服嘔家不可用建

中湯以甜故也

金鑑曰是方也即桂枝湯倍芍藥加膠飴也名曰小建中者謂小小建立中氣也蓋中氣雖虛表尚未和不敢大補故仍以桂枝和榮衛倍芍藥加膠飴調建中州而不啜稀粥温覆令汗者其意重在心悸中虛而不在傷寒之表也中州建立榮衛自和津液可生汗出乃解悸煩可除矣嘔家不可用謂凡病嘔者不可用恐甜助嘔也

成無巳曰肝生於左肺藏於右心位在上腎處在下脾者土也應中央居四藏之中為中

州治中焦生育榮衛通行津液一有不調則榮衛失所育津液失所行必以此湯温建中藏是以建中名焉膠飴味甘温甘草味甘平脾欲緩急食甘以緩之建脾者必以甘為主故以膠飴為君甘草為臣桂味辛熱辛散也潤也榮衛不足潤而散之芍藥味酸微寒酸收也泄也津液不逮收而行之是以桂芍為佐生姜味辛温大棗味甘温胃者衛之源脾者榮之本黄帝鍼經曰榮出中焦衛出上焦是也衛為陽不足者益之必以辛榮為陰不足者補之必以甘辛甘相合脾胃健而榮衛通是

二九

以姜棗為使或謂桂枝湯解表而芍藥數少建中湯溫裡而芍藥數多何也皮膚為近則制小其服心腹為遠則制大其服此所以為不同也

汪琥曰内臺方議曰桂枝湯中桂枝芍藥等分以芍藥佐桂枝而治衛氣也建中湯中芍藥多半而桂枝減少以桂枝佐芍藥而益其榮氣也是以大有不同愚以盖桂枝湯中以芍藥佐桂枝則辛甘相合散而助表建中湯中以桂枝佐芍藥則酸甘相合歛而補中能達此義斯仲景制方之意無蘊矣

柯琴曰厥陰為闔外傷於寒肝氣不舒熱鬱於下致傷中氣故製此方以主之凡六經外感未解者皆用桂枝湯解外如太陽誤下而陽邪下陷於太陰者桂枝湯倍加芍藥以瀉木邪之干脾也此肝火上逼於心脾於桂枝加芍藥湯中更加飴糖取酸苦以平肝藏之火辛甘以調脾家之急又資其穀氣以和中也此方安內攘外瀉中兼補故名曰建外症未除尚資姜桂以散表不全主中故稱曰小所謂中者有二一曰心中一曰腹中如傷寒二三日心中悸而煩者是厥陰之氣上冲於

二九

心也比心中疼熱者稍輕而有虛實之別疼而熱者為實當用苦寒以瀉心火悸而煩者為虛當用甘温以保心氣是建腹中之宮城也傷寒陽脉濇陰脉弦腹中急痛者是厥陰之逆氣上侵脾胃也比饑不欲食食則吐蚘者為更重而有形氣之別食即吐蚘為有形當用酸苦以安蚘腹中急痛為無形當用辛寒以止痛是建腹中之都會也世不明厥陰之為病便不知仲景所以製建中之理不知胆藏肝内則不明仲景先裏後表之法蓋寒雖外来而熱從中發必先閙厥陰之閫始得

轉少陰之樞先平厥陰陰脉之弦始得通少陽陽脉之濇此腹中痛者先與小建中湯不差者繼用小柴胡湯之理也凡腹痛而用芍藥者因相火為患若因於虛寒者大非所宜故有建中理中之别也建中湯禁與酒客不可與桂枝同義

、王晋三曰建中湯專和血脉之陰芍藥甘草有戊己相須之妙膠飴為稼穡之甘桂枝為陽木有甲巳化土之義使以姜棗助脾與胃行津液者血脉中之柔陽皆出於胃也

、汪昂曰建中湯以飴糖為君故不名桂枝芍

藥而名建中今人用小建中湯者絶不用飴糖失仲景遺意矣

傷寒蘊要曰膠飴即餳糖也其色紫深如琥珀者佳

東洋櫟窗多紀先生案小建中視之大建中藥力和緩故曰小爾金鑑云小小建立中氣恐非也錢氏注及王子接解同義

又案外臺載集驗黃芪湯即黃芪建中湯方後云嘔者倍生姜又古今錄驗黃芪湯亦即黃芪建中湯方後云嘔即除飴糖千金治虛勞內傷寒熱嘔逆吐血方堅中湯即本方加

三十

半夏三兩總病論曰舊有微溏或嘔者不用飴糖也據以上數條嘔家亦不可全禁建中湯。後來方書增減藥味所用頗博今以本方治雜病者茲錄其一二見傷寒論輯義卷二第一百零六條

、辨脉浮緊身疼痛宜以汗解尺脉反遲不可發汗一法

脉浮緊者法當身疼痛宜以汗解之假令尺中遲者不可發汗何以知之然以榮氣不足血少故也

、金鑑曰脉浮緊者寒傷榮之脉也身痛者寒

傷榮之證也脉證皆表實邪則當發汗宜麻黄湯設若寸關脉浮緊惟尺中遲者則又不可發汗何也以其人平素榮氣不足血少故也由此可知脉陰陽不俱緊不可輕汗也

喻昌曰脉浮而緊徧身疼痛迺傷寒正病亟當發汗以驅逐外邪者也設其人元氣素薄尺中脉遲則城郭不完兵甲不堅米粟不多根本先欲動搖尚可背城借一乎此所以必先建中而後發汗也

張路玉曰尺中脉遲不可用麻黄湯發汗當頻與小建中湯和之和之而邪解不須發汗

設不解不妨多與之覆而汗之可也

尤在涇曰脈浮緊者寒邪在表于法當身疼痛而其治宜發汗假令尺中脈遲知其榮虛而血不足則雖身疼痛而不可發汗所以然者汗出於陽而生於陰榮血不足而強發之汗必不出汗即出而筋惕肉瞤散亡隨之矣可不慎哉

柯琴曰脈浮緊者以脈法論當身疼痛宜發汗然寸脈雖浮緊而尺中遲則不得據此法矣尺主血血少則榮氣不足雖發汗決不能作汗正氣反虛不特身疼不除而亡血亡津

液之變越矣假令是設辞是深一層看法此與脉浮緊而尺中微者同義陽盛者不妨發汗變症惟衂衂乃解矣陰盡者不可發汗亡陽之变恐難為力

魏荔彤曰治之之法建中而外少陰温經散寒諸方猶不可不加意也

錢潢曰浮緊傷寒之脉也法當身疼腰痛宜以麻黄湯汗解之為是假若按其脉而尺中遲者不可發汗何以知之夫尺主下焦遲則為寒尺中遲是以主下焦命門真陽不足不能蒸穀氣而為榮為衛也盖汗者榮中之血

液也爲熱氣所蒸也由榮達衛而為汗若不量其虛實而妄發之則亡陽損衛固不待言此以寒氣傷營汗由榮出以尺中脉遲則知腎藏真元衰少榮氣不足血少之故未可以汗奪血也

汪氏云補亡論郭白雲云宜小建中湯次則柴胡桂枝湯愚以此二湯實祖活人書之意蓋小建中者即桂枝湯加飴糖一味但仲景法無汗者不得服桂枝湯又柴胡桂枝湯即小柴胡湯加桂枝藥不對證更屬不解○案張氏周氏輩並以小建中爲主不若魏氏不

三十一

三一

定一方之允當矣。本事方許氏治一傷寒脉浮數無力尺中遲先與建中湯至五日尺部方應遂投麻黄湯而愈矣

此條傷寒論輯義第五十三條卷二

、辨脉浮數若下誤仍當發汗尺脉反微不可發汗一法

脉浮數者法當汗出而愈若下之身重心悸者不可發汗當自汗出乃解所以然者尺中脉微此裏虛須表裏實津液自和便自汗出愈

、金鑑曰傷寒未發熱脉多浮緊寒盛也已發熱脉多浮數熱盛也均宜麻黄湯發汗則愈

若不發汗而誤下之不成逆壞者必其人裏氣素實也故惟見失汗身重之表誤下心悸之裏則不可復發其汗當待其表裏自和自然汗出而解所以然者因失汗表實誤下裡虛尺中脉微表裏未諧故不即解也須待其裡亦寔而與表平平則和和則陽津陰液自相和諧所以便自汗出而愈也使裡寔之法即上條傷寒二三日心中悸而煩用小建中湯法也

喻昌曰此亦先建中而後發汗之變法要知仲景云尺脉微者不可發汗又云尺微不可

下無非相人津液之奥旨所以誤下之脉雖浮數不改亟宜發汗者亦必審諦其尺脉不可率意徑情有如此矣

、張璐曰誤下身重心悸縱脉仍浮數亦不可復發其汗設尺脉微為裡陰素虛尤宜戒也脉浮而數熱邪已甚將欲作汗今誤下之故身重心悸當與小建中和其津液汗出而愈

、尤在涇曰脉浮數者其病在表法當汗出而愈所謂脉浮數者可發汗宜麻黄湯是也若誤下之邪入裡而身重氣內虛而心悸者表雖不解不可以藥發汗當俟其汗自出而邪

乃解所以然者尺中脉微為裡虚不足若更發汗則并虚其表裡無護衛而散亡隨之矣故必候其表裡氣復津液通和而後汗出而愈豈可以藥強迫之哉

、錢潢曰身瘇者因邪未入裏誤下而胃中陽氣虚損也凡陽氣盛則身輕陰氣盛則身重故童子純陽未雜而輕儇跳躍老人陰盛陽衰而肢体龍鍾是其驗也誤下陽虚與誤汗陽虚無異此條心悸與發汗過多叉手冒心之下悸同一裏虚之所致也

、魏荔彤曰程注謂須用表和裏寔之法治之

三一

亦足匡補仲師之法、而未出方愚謂建中新加之屬可以斟酌而用要在升陽透表溫中和裏而已

、東洋櫟窓多紀先生棨張璐金鑑並主小建中湯周氏引東垣亦主建中然東垣說未知何書載之錄俟後考、

、柯琴曰脉浮數者於脉法當汗而尺中微則不敢輕汗以麻黄爲重劑故也此表指身裡指心有指榮衛而反遺心悸者非也身重是表熱心悸是裡然悸有因心下水氣者亦當發汗故必審其尺脉微爲裡虛裡虛者必須

實裡欲津液和須用生津液若坐而待之則
表邪愈盛心液愈虛焉能自汗此表是帶言
只重在裡至于自汗出則裡寔而表和矣
此條傷寒論輯義第五十二條卷二
、辨陽虛多濕有似中風宜發散中兼清理中
氣以運痰濕設有下證宜利水濕不可誤用
正汗正下法
傷寒頭痛翕翕發熱形象中風常微汗出自嘔
者下之益煩心中懊憹如饑發汗則致痓身強
難以屈伸薰之則發黃不得小便久則發咳唾
、金鑑曰頭痛翕翕發熱汗出則嘔形象中風

三二一

者當以桂枝湯解肌若下之重則変結胸痞滿輕則為心中益煩懊憹如饑不以桂枝湯解肌而以麻黃湯發汗表虛風入則致痓故身強難以屈伸也或以火薰蒸刦汗則不得小便熱從濕化而發黃也炎則火邪傷肺故發欬唾不已也○金鑑此條立在不可汗病篇中卷十五

成無已曰若反下之邪熱乘虛流於胸中為虛煩心中懊憹如飢若發汗則虛表熱歸經絡熱甚生風故身強直而成痓若薰之則火熱相合消爍津液故小便不利而發黃肺惡

火炎則火熱傷肺必發嗽而咳唾也

高士宗曰汗下火熏施治各異損正則一故舉下之熏之與發汗而並論之也

魏荔彤曰此申明雖有表證宜汗亦當詳察知禁也似中風頭痛翕翕發熱桂枝證也嘔則仍是水飲內畜矣誤下益煩懊憹如飢則未下時已煩可知此特更甚耳若再誤汗表虛風入故身强難以屈伸火熏逼汗熱入於裡故小便不得蓋小便利者不成黃證發黃則小便為濕邪所耗可知炎則熱上衝故咳唾膿血也

張璐曰陽盛多濕之人雖感寒邪亦必自汗發熱而嘔有似中風之狀發散藥中便須清理中氣以運痰濕則表邪方得解散設有下證則宜滲利小水為主若誤用正汗正下法治之便有如上變證也

章楠曰頭痛發熱本是傷寒則無汗而形象中風常微汗出者邪傳陽明自嘔者兼少陽原非太陽中風之自汗也誤下之而益煩心中懊憹如飢者少陽之邪陷入厥陰也厥陰主筋故又發其汗則筋傷而拘急為痓身強難以屈伸又以拘急爲寒而熏之熱蒸陽明

水穀之氣而發黃津液竭而三焦閉不得小便乃又灸之火邪由皮毛入肺則發咳唾如此亂治遂成勞損之病矣

此條傷寒輯義無。尚論篇亦無

、辨陰虛多火纔感外邪發熱倍常宜辛涼發散中兼養陰血若誤用正汗法津液立枯又不宜用正下法

傷寒發熱頭痛微汗出發汗則不識人薰之則喘不得小便。心腹滿下之則短氣小便難頭痛項強。加温鍼則衄

、金鑑曰傷寒發熱頭痛背強微汗出若不惡

寒非温病即邪傳陽明也若誤發汗不成風温外熱如灼必成陽明熱甚神昏不識人也以火熏温鍼刼之火氣入裏壅塞於胸則喘於腹則滿也火傷衛分津液則不得小便火傷營分血脉則必作衂也若下之則中氣傷故氣短津液傷故小便難也

程應旄曰此證近於温有熱無寒汗下温針均在所禁也

、張路玉曰陰虛多火之人纔感外邪便發熱頭痛倍常即辛涼發散藥中便宜保養陰血設用辛熱正發汗藥津液立枯邪火彌熾遂

致煩乱不識人也若誤熏誤下温針寗無若是変證乎

章楠曰太陽傷寒發熱頭痛則無汗而微汗出者即上條之形象中風邪巳化熱而傳陽明少陽論中云少陽不可發汗發汗則譫語故不識人良以肝胆相表裡發汗鼓動肝風也熏之熱更傷肺則喘肺傷不能通調水道而不得小便肝胃氣逆則心腹脹滿見其滿而下則氣陷邪閉更短氣不得息於是表裡津液皆傷小便更難也表邪仍結頭痛項強再加温針火迫逼榮血則衂如此焉有不死乎

三十四

、此條傷寒論輯義無。尚論篇亦刪此條。傷寒論貫珠刪之。並上條亦刪之。金鑑此條立在不可下篇中卷十五

、辨熱在皮膚寒在骨髓一法

病人身大熱反欲得衣者熱在皮膚寒在骨髓也身大寒反不欲近衣者寒在皮膚熱在骨髓也 金鑑在少陰篇

、金鑑曰身体為表藏府為裡此以内外分表裡也皮膚為表骨髓為裡六府為表五藏為裡此以身体之淺深藏府之陰陽分表裡也

病人已病之人也身大熱謂通身内外皆熱

三陽證也反欲得近衣者乃是假熱雖在皮
膚之淺而真寒實在骨髓之深陰極似陽證
也身大寒謂通身內外皆寒三陰證也反不
欲近衣者乃是假寒雖在皮膚之淺而真熱
實在骨髓之深陽極似陰證也

金鑑案此以人之苦欲測其寒熱真假而定
陰陽之證也當與少陰厥陰病論中表熱裡
寒裡熱表寒脈滑而厥惡寒不欲近衣口燥
咽乾等條參看

成無已曰皮膚言淺骨髓言深皮膚言外骨
髓言裡身熱欲近衣表熱裡寒也身寒不欲

三四

近衣表寒裡熱也大抵表熱裡寒脉必沉遲裡熱表寒脉必滑數須當辨之

鄭重光曰皮膚者骨髓之外浮淺之分也骨髓者皮膚之內沉深之分也欲得近衣借外以禦內此真寒也体有著而成忤不在衣之厚薄此假寒也不察人之苦欲何以測其真寒真熱而定標本乎

程應旄曰病人身大熱反欲得近衣者沉陰內錮而陽外浮此曰表熱裏寒身大寒反不欲近衣者陽邪內菀而陰外凝此曰表寒裡熱寒熱之在皮膚者屬標屬假寒熱之在骨

髓者屬本屬真其本真不可得而見而標假易惑故直從欲不欲處斷之情則無假也不言表裡言皮膚骨髓者極其淺深分言之也

汪琥曰或云此條非仲景論係叔和所增入者詳其文義與陽盛陰虛汗之則死云云又桂枝下咽陽盛則斃云云同構此危疑之辭以驚惑人耳例宜從刪

、朱肱曰此名表熱裡寒表寒裡熱也病人身大熱反欲得衣熱在皮膚寒在骨髓也仲景無治法宜先與陰旦湯寒已次以小柴胡加桂以溫其表病人身大寒反不欲近衣寒在皮膚熱在骨髓也仲景亦無治法宜先與白虎加人參湯熱除以桂枝麻黃各半湯以解其外大抵病有表裡標本治有先後表熱裡寒者脉須沉而遲手或微厥下利清穀也所以陰證亦有發熱者四逆湯通脉四逆湯主之表寒裡熱者脉必滑而厥口燥舌乾也所以少陰惡寒而蜷時時自煩不欲厚衣用大柴胡下之而愈此皆仲景之餘議也

張璐曰惡寒爲寒在表或身熱惡寒爲熱在皮膚寒在骨髓者皆誤也而活人書以此為表裡言之詳仲景論止分皮膚骨髓而不曰

表裡者蓋以皮肉脈筋骨五者主於外而充於身者也惟曰藏曰府方可言裡可見皮膚即骨髓之上外部浮淺之分骨髓即皮膚之下外部深沉之分與經絡屬表藏府屬裡之例不同凡虛弱素寒之人感邪發熱熱邪浮淺不勝沉寒故外怯而欲得近衣此所謂熱在皮膚寒在骨髓藥用辛溫汗之至於壯盛素熱之人或酒客輩感邪之初寒未變熱陰邪閉其伏熱陰凝於外熱鬱於內故內煩而不欲近衣此所謂寒在皮膚熱在骨髓藥用辛涼必矣一發之後表解正和此仲景不言

之妙若以皮膚為表骨髓為裡則麻黄湯證骨節疼痛其可名為有表復有裡之證耶

、章楠曰皮膚為軀体之表骨髓為軀之裡若風寒在表陽氣被鬱而身熱其必惡寒欲近衣者以陽鬱於表則裡反寒欲得近衣也若邪入裡陽鬱於内則身表寒而裡熱甚則不欲近衣也此專論外邪之表裡也又病之脉證皆有真假熱在皮膚寒在骨髓者所謂外假熱而内真寒故欲近衣其病多虚也寒在皮膚熱在骨髓者所謂外假寒而内真熱故不欲近衣其病多實也虚者本元虚也實者

三十五

邪氣實也虚實陰陽表裡寒熱為辨百病之綱要惟混於脉證方免錯誤也

東洋櫟窓多紀先生案柯氏亦删此條

榮衛俱傷證第四

、辨榮衛兩傷有定脉定證一法

寸口脉浮而緊浮則為風緊則為寒風則傷衛寒則傷榮榮衛俱病骨節煩疼當發其汗也宜麻黄湯

、金鑑曰此發明風寒兩傷榮衛俱病之義也浮風邪脉也風陽也衛陽也緊寒邪脉也寒陰也榮陰也各從其類而傷之榮衛俱病骨

節煩疼是大青龍發汗之脉證雖發熱煩躁其熱在肌而不在胃不可下也

柯琴曰風寒本自相因必風先開腠理寒得入于經絡榮衛俱傷則一自内外之陽不得越故骨肉煩疼脉亦應其象而變見于寸口也緊為陰寒而從浮見陰盛陽虛汗之則愈矣脉法以浮為風緊為寒故提綱以脉陰陽俱緊者名傷寒大青龍脉亦以浮中見緊故名中風則脉但浮者正為風脉宜麻黄湯是麻黄湯固主中風脉症也麻黄湯症發熱骨節疼便是骨肉煩疼即是風寒兩傷榮衛俱

病先輩何故以大青龍治營衛兩傷麻黃湯治寒傷營而不傷衛桂枝湯治風傷衛而不傷營曷不以桂枝症之惡寒麻黃症之惡風一反勘耶要之冬月風寒本同一体故中風傷寒皆惡風寒營病衛必病中風之重者便是傷寒傷寒之淺者便是中風不必在風寒上細分須當在有汗無汗上着眼耳

東洋欅窓多紀先生案柯氏注本以辨脉此條移于麻黃症條內其釋義如是可謂發千古之秘超越諸注因亦移為本條之注

本事方曰寒傷榮則寒邪入陰血而榮行脉

中者也寒邪居脉中非特榮受病邪自内作則并與衛氣杞之久則浸淫及骨是以不出而熱仲景以麻黃湯發其汗又以桂枝甘草助其發散欲滌除内外之邪麻黃并營衛治之亦自有深淺也何以驗之第一卷云寸口脉浮而緊云云是知傷寒脉浮緊者榮衛俱病也麻黃湯中并用桂枝此仲景之意也○叅許氏此說與柯氏之意符矣不知柯豈不讀本事方耶

此條傷寒論輯義第三十八條卷二○傷寒綱目在辨脉法篇中

三十六

、用大青龍湯詳辨脉證大綱二法

太陽中風脉浮緊發熱惡寒身疼痛不汗出而煩躁者大青龍湯主之若脉微弱汗出惡風者不可服服之則厥逆筋惕肉瞤此爲逆也以真武湯救之

金鑑曰太陽中風脉當浮緩今脉浮緊是中風之病而兼傷寒之脉也中風當身不痛汗自出今身疼痛不汗出是中風之病而兼傷寒之證也不汗出而煩躁者太陽鬱蒸之所致也風陽邪也寒陰邪也陰寒鬱於外則無汗陽熱蒸於內則煩躁此風寒兩傷營衛同

病故合麻桂二湯加石膏製為大青龍湯用以解榮衛同病之實邪也若脉浮弱汗出惡風者即有煩躁乃少陰之煩躁非太陽之煩躁也禁不可服服之則厥逆筋惕肉瞤之患生而速其亡陽之變矣故曰此為逆也又立真武一湯以救青龍之誤夫表寒裡熱者大青龍固所宜也若表裡俱熱則又非大青龍之所勝任爰立白虎一湯以輔青龍之不逮至於寒熱輕微者則更出桂枝二越婢一湯麻黄桂枝各半湯桂枝二麻黄一湯皆兩解榮衛法也

成無已曰：此中風見寒脉也。浮則為風，風則傷衛；緊則為寒，寒則傷榮。榮衛俱病，故發熱惡寒，身疼痛也。風并於衛者，為榮弱衛強；寒并於榮者，為榮強衛弱。今風寒兩傷，則榮衛俱實，故不汗出而煩躁也。與大青龍湯發汗，以除榮衛風寒。若脉微弱，汗出惡風者，為榮衛俱虛，反服青龍湯，則必亡陽，或生厥逆，筋惕肉瞤，此治之逆也。

喻昌曰：天地鬱蒸，得雨則和；人身煩躁，得汗則解。大青龍證為太陽無汗而設，與麻黃湯證何異？因有煩躁一證兼見，則非此法不解蓋風為煩寒為躁故用之發汗以解其煩躁也究竟本方原於無汗者取微似汗若有汗者之煩躁全非鬱蒸之比其不藉汗解甚明加以惡風脉微弱則是少陰亡陽之證若脉浮弱汗出惡風而不煩躁即是太陽中風之證皆與此湯不相涉也誤服此湯甯不致厥逆惕瞤而速其陽之亡耶仲景不能必用法者盡如其法更立真武一湯以救其誤耳。

按解肌兼發汗而取義於青龍者龍升而雲興雲興而雨降鬱熱頓除煩躁乃解匪龍之為靈何以得此乎觀仲景製方之意本是桂

枝麻黄二湯合用但因芍藥酸收爲與龍致雨所不宜故易以石膏之辛甘大寒〻辛以散風甘以散寒〻以勝熱〻一藥而三善具備且能助青龍升騰之勢所以爲至當至神之法也然而去芍藥之酸收增石膏之辛散外攻之力猛而難制在寒〻多風少及風寒兩停之證則當用而通神其有風無寒之證及微弱之脉若不知辨而概用之有厥逆惕瞤而亡陽耳。再按誤服大青龍湯厥逆筋惕肉瞤者既有亡陽之逆矣亡陽即當用四逆湯以回陽乃置而不用更推重真武一湯以救之者其義何居蓋真武乃北方司水之神龍惟藉水可能变化而水者真武之所司也設真武不與之以水青龍之不能奮然升天可知矣故方中用茯苓白朮芍藥附子行水收陰醒脾崇土之功多於回陽名之曰真武湯乃收拾分馳離絶之陰陽互鎮於少陰北方之位也凡人身陽根於陰其亡陽之證乃少陰腎中之真陽飛越耳真陽飛越亟須鎮攝歸根陰必翕然從之陰從則水不逆矣陰從則陽不孤矣豈更能飛越乎後賢用附子為末以止陰躁名曰霹靂散藥雖善而名則可笑

夫陰躁正厥逆瞤惕之候而霹靂又青龍行雨之符以是名方其違聖悖理可勝道哉

程應旄曰此湯非為煩躁設為不汗出之煩躁設若脈微弱汗出惡風者雖有煩躁證乃少陰亡陽之象全非汗不出而鬱蒸者比也

張錫駒曰若脈浮弱汗出惡風者此陰陽表裡俱虛故不可服服之則亡陽而厥逆矣陽氣者柔則養筋血氣盛則充膚熱肉今虛則筋無所養肉無以充故筋惕而肉瞤此治之逆也

章楠曰此明風寒互傷營衛之脈證而出治

法也脉浮緊發熱惡寒身痛不汗出全是寒傷榮之麻黄湯證何以稱太陽中風中風則脉浮緩而自汗也以其有煩躁一端知為風寒互傷榮衛既敘傷寒脉證故特標中風敍入辨别耳所以然者衛氣通肺榮氣通心風為陽邪動而疎泄寒為陰邪靜而凝斂風被寒束不得外泄則循榮衛而内擾心肺故煩躁不安寒邪外閉腠理則無汗而脉緊身疼既是風寒互傷應用麻桂二法但又有區别者蓋風傷衛而自汗則津液泄故用芍藥收攝榮陰啜粥以助津液此雖榮衛俱病而無

汗津液未傷故合用麻枝兩方並去芍藥以防外閉榮衛而加石膏以清內擾陽邪內清外泄則陽氣升騰津液流布即化汗而解正如鬱熱之時龍飛驟至雲起雨施立即清肅故名大青龍也若誤用之必大汗亡陽筋惕肉瞤而成厥逆之危證矣喻氏以真武湯救之亦甚合理也

尤在涇曰此治中風而表實者之法表實之人不易得邪設得之則不能泄衛氣而煩以實陽氣陽氣既實表不得通閉熱于經則脈緊身痛不汗出而煩躁也是當以麻黃桂枝

之屬以發汗而泄表實加石膏以除裏熱而止煩躁非桂枝湯所得而治者矣蓋其病已非中風之常病則其法亦不得守桂枝之常法仲景特舉此者欲人知常知變不使拘中風之名而拘解肌之法也若脉微弱汗出惡風則表虛不實設與大青龍湯發越陽氣必致厥逆筋惕肉瞤甚則汗多而陽亡矣故曰此為逆逆者虛以實治于理不順所以謂之逆也

徐靈胎曰緊為陰脉故汗不易出而煩燥者邪深熱鬱大青龍湯主之若汗出惡風乃桂

枝症誤服大青龍湯則汗不止而有亡陽之变矣立此方即垂此戒聖人之意深矣。按此方合麻黄桂枝越婢三方為一方而無芍藥有石膏何以發汗如是之烈蓋麻黄湯麻黄用二兩而此用六兩越婢湯石膏用半斤此用鷄子大一塊一劑之藥除大棗約共十六兩以今稱計之亦重三兩有餘則發汗之重劑矣雖少加石羔終不足以相制也。少陰篇云脉陰陽俱緊反汗出者亡陽也

柯琴曰風有陰陽太陽中風汗出脉緩者是中于鼓動之陽風此汗不出而脉緊者中于

凛冽之陰風矣風令脉浮浮緊而沉不緊與傷寒陰陽俱緊之脉有别也發熱惡寒與桂枝症同身疼痛不汗出與麻黄症同惟煩躁是本症所獨故製此方以治風熱相搏耳熱淫於内則必神煩躁風淫末疾故手足躁亂此即如狂之狀也風盛於表非發汗不解陽鬱於内者非大寒不除此本麻黄症之劇者故於麻黄湯倍麻黄以發汗加石羔以除煩

○凡云太陽便具惡寒頭痛若見重者條中必更提之凡稱中風則必惡風桂枝症復提惡風者見惡寒不甚此惡寒甚故不見其更

惡風也

又曰大青龍名重劑不特少陰傷寒不可服即太陽中風亦不可輕用也此條與桂枝方禁對照脉浮緊汗不出是麻黃症不可與桂枝湯以中有芍藥能止汗也脉微弱自汗出是桂枝症不可與大青龍以中有麻黃石羔故也夫脉微而惡風寒者此陰陽俱虛不可用麻黃發汗脉微弱而自汗出是無陽也不可用石羔清裡盖石羔瀉胃脘之陽服之則胃氣不至於四肢必手足厥逆麻黃散衛外之陽服之則血氣不周于身必筋惕肉瞤此

仲景所深戒也且脉緊身疼宜以汗解者只尺中遲者不可發汗况微弱乎

又曰大青龍症之不明于世者許叔微始之作俑也其言曰桂枝治中風麻黄治傷寒大青龍治中風見寒脉傷寒見風脉三者如鼎立此三大綱所由来乎愚謂先以脉論夫中風脉浮緊傷寒脉浮緩是仲景互文見意處言中風脉多緩然亦有脉緊者傷寒脉當緊然亦有脉緩者蓋中風傷寒各有淺深或因人之強弱而異或因地之高下時之乖和而殊症固不可拘脉亦不可執如陽明中風而

脉浮緊太陽傷寒、而脉浮緩不可謂脉緊必傷寒、脉緩必中風也按內經曰脉滑曰風則風脉原無定象又盛而緊曰脹則緊脉不專屬傷寒、又緩而滑曰熱中則緩脉又不專指中風矣且陽明中風有脉浮緊者又有脉浮大者必欲以脉浮緩為中風則二條將屬何症耶今人但以太陽之脉緩自汗脉緊無汗以分風寒、列營衛并不知他經皆有中風即陽明之中風無人談及矣請以太陽言之太陽篇言中風之脉症有二一曰太陽中風陽浮而陰弱陽浮者熱自發陰弱者汗自出嗇嗇惡寒淅淅惡風翕翕發熱鼻鳴乾嘔者桂枝湯主之一日太陽中風脉浮緊發熱惡寒身疼痛不汗出而煩躁者大青龍湯主之以二症相校陽浮見寒之輕浮緊見寒之重汗出見寒之輕不汗出見寒之重嗇嗇淅淅見風寒之輕翕翕見發熱之輕發熱惡寒覺寒熱之俱重鼻鳴見風之輕身痛見風之重自汗乾嘔見煩之輕不汗煩躁見煩之重也言傷寒脉症者二一日太陽病或未發熱或已發熱必惡寒体痛嘔逆脉陰陽俱緊者名曰傷寒一日傷寒脉浮自汗出小便數心煩微

惡寒腳攣急以二症相校微惡寒見必惡寒之重体痛覺攣急之輕自汗出小便數心煩見傷寒之輕或未發熱見發熱之難必先嘔逆見傷寒之重脈浮見寒之輕陰陽俱緊見寒之重中風傷寒各有輕重如此令人必以傷寒為重中風為輕但知分風寒之中傷而不辨風寒之輕重於是有傷寒見風中風見寒之遁辭矣合觀之則不得以脈緩自汗為中風定局更不得以脈緊無汗為傷寒而非中風矣由是推之太陽中風以火發汗者無汗可知其脈緊亦可知太陽中風下利嘔逆

其人漐漐汗出其脉緩亦可知也要知仲景憑脉辨症只審虛實不論中風傷寒脉之緊緩但于指下有力者為實脉弱無力者為虛不汗出而煩躁者為實汗出多而煩躁者為虛症在太陽而煩躁者為實症在少陰而煩躁者為虛實者可服大青龍虛者便不可服此最易曉也要知仲景立方因症而設不專因脉而設大青龍湯為風寒在表而兼熱中者設不專為無汗而設故中風有煩躁者可用傷寒而煩躁者亦可用蓋風寒本是一氣故湯劑可以互投論中有中風傷寒互稱者

如青龍是也中風傷寒并提者如小柴胡是
也仲景細審脉症而施治何嘗拘拘于中風
傷寒之名是別乎若仲景既拘拘于中風傷
寒之別即不得更有中風見寒傷寒見風之
渾矣

又曰夫風為陽邪寒為陰邪雖皆因于時氣
之寒而各不失其陰陽之性故傷寒輕者全
似中風獨脚攣急不是蓋腰已上為陽而風
傷于上也中風重者全似傷寒而煩躁不是
蓋寒邪嘔而不煩逆而不躁也然陰陽互根
煩為陽邪煩極致躁為陰邪躁極致煩故中

風輕者煩輕重者煩躁傷寒重者煩躁輕者微煩微煩則惡寒亦微陽足以勝微寒故脉浮不緊而緩蓋仲景製大青龍全為太陽煩躁而設又恐人誤用青龍不特為脉弱汗出者禁而在少陰尤宜禁之蓋少陰亦有發熱惡寒身痛無汗而煩躁之症此陰極似陽寒極反見熱化也誤用之則厥逆筋惕肉瞤所必致矣故必審其症之非少陰則為太陽煩躁無疑太陽煩躁為陽盛也非大青龍不解故不特脉浮緊之中風可用即浮緩而不微弱之傷寒亦可用也不但身疼重者可用即

年字宜改乍字

不身痛與身重而年有輕時者亦可用也蓋胃脘之陽內鬱於胸中而煩外擾于四肢而躁若但用麻黃發汗于外而不加石羔瀉熱於內至熱併陽明而斑黃狂亂是乃不用大青龍之故耳

東洋櫟窻多紀先生棨注氏曰厥逆筋惕肉瞤乃為大逆之候末後大青龍湯主之句黃仲理改作真武湯方喻二家皆宗之大誤蓋此條病仲景本無救之法末後六字今從删

此條傷寒論輯義第四十一條卷二。此條陳脩園淺注甚精恭看最要

大青龍湯方 四

麻黃 六兩 去節　甘草 二兩 炙

桂枝 二兩 去皮　杏仁 四十枚 去皮尖。千金翼尖下有兩仁者三字

石羔 如雞子大碎 外台碎下有綿裹二字　生姜 三兩 切

大棗 十枚擘。金匱千金并作十二枚

右七味以水九升先煮麻黃減二升去上沫內諸藥煮取三升去滓溫服一升取微似汗汗出多者溫粉撲之一服汗者停後服若復服汗多亡陽遂(原注作逆)虛惡風煩躁不得眠也

金鑑曰名大青龍者取龍興雲雨之義也治風不外乎桂枝治寒不外乎麻黃合桂枝麻

黃二湯以成劑故爲兼風寒中傷者之主劑也二證俱無汗故減芍藥不欲其收也二證俱煩躁故加石羔以解其熱也設無煩躁則又當從事於麻黃桂枝各半湯矣仲景於表劑中加大寒辛甘之品則知麻黃證之發熱熱在表也大青龍證之煩躁熱兼肌裏也初病太陽即用石羔者以其辛能解肌熱寒能清胃火甘能生津液是預保陽明存津液之先著也粗工疑而畏之當用不用必致熱結陽明斑黃狂冒紛然變出矣觀此則可知石羔乃中風傷寒之要藥故得麻桂而有青龍

之名得知草而有白虎之號也服後取微汗
汗出多者溫粉撲之一服得汗停其後服蓋
戒人即當汗之證亦不可過汗也所以桂枝
湯中不用麻黄者是欲其不大發汗也麻黄
湯中用桂枝者恐其過汗無制也若不慎守
其法汗多亡陽變生諸逆表遂空虚而不任
風陰盛格陽而更煩躁不得眠也
許叔微曰仲景治傷寒一則桂枝二則麻黄
三則青龍桂枝治風麻黄治寒青龍兼治風
寒不拘時候於與脉證相對者無不應手而
愈今人皆能言之而未曉前人處方用藥之

意々不敢用無足怪也

呉綬曰大青龍湯治傷寒發熱惡寒不得汗出煩躁不安脉浮緊或浮数者急用此湯發汗則愈乃仲景之妙法也譬若亢熱已極一雨而凉其理可見也若不曉此理見其躁熱投以寒凉之藥其害可勝言哉若脉微弱汗出惡風者不可用也如誤用之其害亦不淺所以脉證不明者々不敢用也

成無已曰青龍東方甲乙木神也應春而主肝專發生之令為敷榮之主萬物出甲開則有兩岐肝有兩葉以應之謂之青龍者以發

散榮衛兩傷之邪是應肝木之体耳風陽邪寒陰邪風則傷陽寒則傷陰榮衛陰陽為風寒兩傷則非輕劑可獨除散也必須輕重之劑以同散之乃得陰陽之邪俱巳榮衛之氣俱和是以石羔味苦辛微寒質重而又專達肌表為使也

柯琴曰此即加味麻黃湯也麻黃湯症熱全在表桂枝症之自汗大青龍之煩躁皆兼裡熱仲景于表劑中便用寒藥以清裡蓋風為陽邪惟煩是中風面目自汗乃煩之兆躁乃煩之徵汗出則煩得泄故不躁宜微酸微寒

之味以和之汗不出則煩不得泄故躁必甘寒大寒之品以清之夫芍藥石羔俱是裡藥今人見仲景入表劑中疑而畏之故不敢用當用不用以至陽明實熱斑黄狂亂也夫青龍以發汗各其方分大小在麻黄之多少而不在石羔觀小青龍之不用可知石羔不獨驅在表之風寒獨清中宫之燔灼觀白虎湯之多用可知世不審石羔為治煩竟以發汗用十劑云輕可去實豈以至堅至重之質而能發散哉汗多亡陽者過在麻黄耳用石羔以清胃火是仲景于太陽經中預保陽明之

先着加姜棗以培其中氣又慮夫轉屬太陰也

尤在涇曰按傷寒分立三綱桂枝主風傷衛麻黄主寒傷榮大青龍主風寒兩傷榮衛其說始于成氏許氏而成于方氏喻氏以愚觀之桂枝主風傷衛則是麻黄主寒傷榮則非蓋有衛病而榮不病者矣未有榮病而衛不病者也至于大青龍症其辨不在榮衛兩病而在煩躁一證其立方之旨亦不在并用麻桂而在獨加石羔于發散藥中王文禄謂風寒並重閉熱於經故加石羔于麻桂藥中是

也若不過風寒並發則麻黃桂枝已足勝其任也何必更須石羔哉須知中風而或表實亦用麻黃傷寒而或表虛亦用桂枝其表不得泄而閉熱於中者則用石羔其無熱者但用麻桂此仲景心法也炫新説而變舊章其于斯道不愈趨而愈遠哉

王晉三曰麻黃桂枝越婢互複成方辛熱之剂複以石羔变為辛涼正如龍為陽体而变其用為陰雨也方義專主泄衛故不用白芍欲其直達下焦故倍加銖兩從衛分根本上泄邪驅表裡鬱熱之氣頃刻致和內陰治遠

用奇方大制故稱大青龍按風寒互持榮衛俱閉陽氣內鬱而煩躁原非傳裡之實熱故重用麻黄泄衛仍主桂枝通榮以發表為主法石羔以清鬱熱然石羔之寒必實不敵姜桂之熱多特取其重質走裡不礙麻桂生姜之走表以解外寒又其辛寒不使姜桂之助內熱使非裡表各奏其功而不相妨此仲景用法之精妙也其不用芍藥者正欲桂枝通榮以祛邪也由此觀之仍是開達榮衛之法義與麻黄湯同也因有鬱熱煩躁而加石羔也

陶華曰熱盛而煩手足自溫脉浮而緊此傷風見寒脉也不煩少熱四肢微厥脉浮而緩此傷寒見風脉也二者為榮衛俱病法宜大青龍湯但此湯險峻須風寒俱甚又加煩躁乃可與之否則不如桂枝麻黃各半湯為隱尤不若九味羌活湯加石羔知母枳殼也

汪昂曰成註非也此湯必脉浮緊浮數煩躁無汗方可服之仲景恐少陰煩躁而誤服此則逆故加無少陰證一句大法太陽煩躁宜汗陽明煩躁宜下陰證煩躁宜溫 ○ 風寒外鬰人身之陽必鬱而為熱石羔体重瀉熱氣

輕解肌故云重輕之剤足太陽膀胱經表病也而表有榮衛之不同病有風寒之各異仲景治分三證桂枝解肌驅風麻黄發汗散寒青龍風寒兩解各分疆界鼎足三大綱也此湯為太陽無汗而設與麻黄證何異因兼煩躁一證煩為風躁為寒非此法不解也然不汗出之煩躁與汗後之煩躁迥別下後之煩躁與未下之煩躁亦殊若少陰煩躁而誤服此湯則有亡陽之變矣又曰石羔一物入甘温隊中則為青龍從清涼同氣則為白虎夫風寒皆傷宜辛甘發散矣而表裡又俱熱則

温熱不可用欲併風寒表裡之熱而俱解之故立白虎一法以輔青龍之不逮也按煩躁有表者此證不汗出而煩躁是也有在裡者不大便而煩躁是也有陽虛者汗下後病不去而煩躁是也有陰盛者少陰病吐利厥逆煩躁欲死是也内熱曰煩為有根之火外熱曰躁為無根之火故但躁不煩及先躁後煩者皆不治

温粉方 五

白朮　藁本　川芎　白芷

右四味㪽為細末每末一兩入米粉三兩和

三十七

句撲周身止汗若汗過多恐亡陽遂厥逆惡風煩躁不得眠故宜以此粉止之

吳氏醫方考有撲粉方龍骨牡蠣糯米各等分為末服發汗藥出汗過多者此粉撲之此方予常用有驗

傷寒類方曰此外治之法論中無温粉方後人用牡蠣麻黃根鉛粉龍骨亦可

傷寒脉浮緩身不疼但重乍有輕時無少陰證者大青龍湯發之 程本張本作小青龍湯發之

金鑑曰傷寒脉當浮緊今脉浮緩是傷寒之病而兼中風之脉也傷寒當身疼是傷寒之

病而兼中風之證也身輕邪在陽也身重邪在陰也乍有輕時謂身重而有時輕也若但欲寐身重無輕時是少陰證也今無但欲寐身雖重乍有輕時則非少陰證乃營衛兼病之太陽證也脉雖浮緩證則無汗屬實邪也故亦大青龍湯發之前條以脉微汗出示禁此條以無少陰證發明蓋詳審慎重之至也此二條承上篇首條次條中篇首條次條再揭太陽風寒兩傷以為下篇營衛兼病之提綱後凡稱太陽中風傷寒涉於營衛同病者皆指此二條而言也

方有執曰大青龍湯一則曰主之一則曰發之何也主之者以煩躁之急疾屬動而言發之者以但重之沉默屬靜而言也

喻昌曰無少陰證但重乍有輕時六字早已指明言但身重而無少陰之欲寐其為寒因可審況乍有輕時不似少陰之晝夜俱重又兼風因可審所以力驅其在表之風寒而無疑也若脉微弱身重欲寐則內顧少陰且不遑矣敢發之乎又曰細玩二條文義傷風脉本浮緩反見浮緊傷寒脉本浮緊反見浮緩是為傷風見寒傷寒見風兩無疑矣又當辨

無少陰證相雜則用青龍萬舉萬當矣故脈見微弱即不可用大青龍湯以少陰病脈必微細也方氏注泥弱字牽入中風之脈陽浮陰弱為解不思中風之脈以及誤下等證太陽上篇已悉此處但歸重分别少陰以太陽膀胱經與少陰腎經合為表裡其在陰虛之人表邪不俟傳經早從膀胱襲入腎藏者有之況兩感夾陰等證臨病猶當細察設少陰不虧表邪安能飛渡而見身重欲寐等證耶故有少陰證者不得已而行表散自有溫經散邪兩相綰照之法豈可徑用青龍之猛剤

立劑扶陽之根乎仲景聖此一義用法之妙已竭盡無餘後人顛倒無傳妄註釋致令察脉辨證之際懵然不識要妙祇覺仲景之堂無階可升其治虛勞發熱骨蒸多汗每輕用升柴恣行表散遵依東垣升陽散火迺至百不救一今與英賢商榷仲景法豈非民生之一幸歟

魏荔彤曰身重一證必須辨明但欲寐而常重則屬少陰誤發其汗變上厥下竭者少陰熱也變筋惕肉瞤者少陰寒也其犯誤汗之忌一也

柯琴曰前條是中風之重症此條是傷寒之輕症仲景只為補無少陰句與上文煩躁互相發明意不重在傷寒蓋煩躁是陽邪傷寒之輕者有之重者必嘔逆矣

尤在涇曰傷寒脉浮緩者脉緊去而成緩為寒欲變熱之證經曰脉緩者多熱是也傷寒邪在表則身疼邪入裡則身重寒已變熱而脉緩經脉不為拘急故身不疼而但重而其脉猶浮則邪氣在或進或退之時故身体有乍重乍輕之候也是以欲發其表則經已有熱欲清其熱則表猶不解而大青龍湯兼擅

發表解熱之長苟無少陰汗出厥逆等症者則必以此方為良矣不云主之而云發之者謂欲入裡而以藥發之使從表出也舊註謂傷寒見風故并用麻黃者非

徐靈胎曰脉不沉緊身有輕時為無少陰外症不厥利吐逆為無少陰裡症此邪氣俱在外也故以大青龍發其汗○按此條必有誤脉浮緩邪輕易散身不疼外邪已退乍有輕時病未入陰又別無少陰等症此病之最輕者何必投以青龍險峻之劑此必另有主方而誤以大青龍當之者也

三十八

此條傷寒論輯義第四十二條卷二

、用青龍湯外散風寒内滌水飲二法

傷寒表不解心下有水氣乾嘔發熱而咳或渴或利或噎或小便不利少腹滿或喘者小青龍湯主之

金鑑曰傷寒表不解謂脉浮緊頭痛身痛發熱無汗惡寒之證仍在也心下有水氣謂乾嘔而咳也然水之為病不一故曰或渴或利或噎或小便不利少腹滿或喘者皆有水氣之證故均以小青龍湯加減主之也經曰三焦者決瀆之官水道出焉膀胱者州都

之官津液藏焉氣化則能出矣太陽受邪若無水氣病自在經若有水氣病必犯府病府則膀胱之氣化不行三焦之水氣失道停上焦則或欬或喘或噎停中焦則或渴或乾嘔或滿停下焦則或小便不利少腹滿或下利凡水所行之處皆得而病之也小青龍湯外發太陽之表實內散三焦之寒飲亦汗法中之峻劑與大青龍湯並行其名一以治太陽表實之熱躁一以治太陽表實之寒飲也

汪琥曰明理論云青龍主風寒兩傷之疾固已傷寒表不解則麻黃可以發中風表不解

則桂枝可以散惟其表不解而又加之心下有水氣則非二湯所能發散必以小青龍湯始可袪除表實之邪氣爾

程知曰此明傷寒表證未解水積心下散寒滌飲法也

成無已曰傷寒表不解心下有水氣則水寒相搏肺寒氣逆故乾嘔發熱而渴欬經曰形寒飲冷則傷肺以其兩寒相感中外皆傷故氣逆而上行此之謂也與小青龍湯發汗散水水氣內積則所傳不一故有或為之證隨證增損以解化之

張路玉曰此即前證發遲而致水飲停畜也水寒相搏則傷其肺人身所積之飲或上或下或熱或冷各自不同而肺爲總司但有一二證見即水逆之應便宜小青龍湯散寒逐水不欲如大青龍興雲致雨之意也

柯琴曰發熱是表未解乾嘔而咳是水氣爲患水氣者太陽寒水之氣也太陽之化在天爲寒在地爲水其傷人也淺者皮肉筋骨重者害及五藏心下有水氣是傷藏也水氣未入于胃故乾嘔咳者水氣射肺也皮毛者肺之合表寒不解寒水已留其令奚心下之水

氣又上至胸中則肺寒內外合邪故咳也水性動其變多水氣下而不上則或渴或利上而不下則或噎或喘留而不行則小便不利而小腹因滿也製小青龍湯以解表裡之邪復立加減法以治或然之症此為太陽樞機之劑。水氣畜于心下尚未固結故有或然之症若誤下則硬滿而成結胸矣

尤在涇曰表寒不解而心下有水飲飲寒相搏逆於肺胃之間為乾嘔發熱而咳乃傷寒之兼證也夫飲之為物隨氣升降無處不到或壅于上或漬于中或滯于下各隨其所之

而為病而其治法雖各有加減要不出小青龍之一法麻黄桂枝散外入之寒邪半夏細辛乾姜消内積之寒飲芍藥五味監麻桂之性且使表裡之藥相就而不相格耳

徐大椿曰傷寒表不解是發汗未透也以上皆水停心下現症具每症治法皆在加減中

噎古餲論云寒氣相搏則為腸鳴醫乃不知而反飲冷水令汗大出水得寒氣冷必相搏其人即餲。按内經無噎字疑即呃逆之輕者

章楠曰表邪不解心下水氣停留外閉而内

逆故發熱而乾嘔且咳也主以小青龍主之於麻桂方中加溫中逐飲兼細辛通少陰之陽蓋水邪之本在腎標在肺故有咳喘因而膀胱氣閉則小便不利少腹滿也通其陽氣則水行而三焦升降調暢內外之邪俱解然恐辛散太過內水盡從外溢又有腫脹之變故佐五味收攝肺氣歸腎肺氣降則通調水道下輸膀胱而內飲由小便而去外飲即化汗而出也制方之妙有如此大青龍以麻桂佐石膏之辛寒而解鬱熱重在達表故多用麻桂此方內外分解故減麻桂重加溫中通

陽以行水邪或化氣以成水或行水以化氣皆龍之神用也

此條傷寒論輯義第四十三條卷二

小青龍湯方六

麻黄去節　乾姜　芍藥

桂枝去皮　甘草　細辛各三兩

半夏半斤洗　五味子半斤

右八味以水一斗先煮麻黄減二升去上沫内諸藥煮取三升去滓温服一升若渴去半夏加栝樓根三兩若微利去麻黄加蕘花如鷄子熬令赤色若噎者去麻黄加附子一枚

炮若小便不利少腹滿者去麻黄加茯苓四兩若喘去麻黄加杏仁半升去皮尖且蕘花不治利麻黄主喘今此語反之疑非仲景意

金鑑曰太陽停飲有二一中風有汗為表虚五苓散證也一傷寒無汗為表實小青龍湯證也表實無汗故合麻桂二方以解外去大棗者以其性滯也去杏仁者以其無喘也有喘者仍加之去生姜者以有乾姜也若嘔者仍用之佐乾姜細辛極溫極散使寒與水俱得從汗而解佐半夏逐痰欲以清不盡之飲佐五味收肺氣以斂耗傷之氣若渴者去半

夏加花粉避燥以生津也若微利與噎小便不利少腹滿俱去麻黃遠表而就裡也加附子以散寒則噎可止加茯苓以利水則微利止少腹滿可除矣此方與越婢湯同治水飲溢於表而為腹脹水腫宜發汗外解者無不隨手而消越婢治有熱者故方中君以石羔以散陽水也小青龍治有寒者故方中佐以姜桂以散陰水也又按加蕘花如鷄子大熬令赤色此必傳寫之誤蓋本草蕘花即芫花類也用之攻水其力甚峻五分可令人下行數十次豈有傳飲之微利而用鷄子大之蕘

花者乎似當改加茯苓四兩

趙良曰溢飲之證金匱云當發其汗小青龍湯主之蓋水飲溢出於表榮衛盡為之不利必仿傷寒榮衛兩傷之法發汗以散其水而後榮衛行經脉通則週身之水可消必以小青龍湯為第一義於此可類推矣

錢潢曰詳推後加減法凡原文中每具諸或有之證者皆有之如小青龍湯小柴胡湯真武湯通脉四逆湯四逆散皆是也愚竊揆之以理恐未必皆出于仲景也

柯琴曰兩青龍俱治有表裡證皆用兩解法

大青龍是裡熱小青龍是裡寒故發表之藥相同而治裡之藥則殊也此與五苓同為治表不解而心下有水氣然五苓治水之蓄而不行故專滲瀉以利水而微發其汗使水從下而去也此方治水之動而不居故備舉辛溫以散水而大發其汗使水從外而出也仲景發表利水諸法精義入神矣 小青龍與小柴胡俱為樞機之劑故皆設或然症因各立加減法蓋表症既去其半則病機偏於向裡故二方之症多屬裡仲景多用裡藥少用表藥未離於表故為解表之小方然小青龍

主太陽之表裡尚用麻黃桂枝還重視其表小柴胡主少陽之半表裡只用柴胡生姜但微解其表而巳此緣太少之陽氣不同故用表藥之輕重亦異。小青龍設或然五症加減法內即脩五方小柴胡設或為七症即具加減七方此仲景法中之法方外之方何可以三百九十七一百一十三拘之

尤在涇曰說文云龍之為靈能幽能明能大能小或登于天或入于川布雨之師亦行水之神也大青龍合麻桂而加石膏能發邪氣除煩躁小青龍無石羔有半夏乾姜芍藥細

辛五味能散寒邪行水飲而通謂之青龍者以其有發汗蠲飲之功如龍之布雨而行水也夫熱閉於經而不用石羔汗為熱隔寗有能發之者乎飲伏於內而不用姜夏寒與飲搏寗有能散之者乎其芍藥五味不特收逆氣而安肺氣抑以制麻桂姜辛之勢使不相鶩而相就以成內外協濟之功耳

徐大椿曰此方專治水氣蓋汗為水類肺為水源邪汗未盡必停於肺胃之間病屬有形非一味發散所能除此方無微不到真神剤也

王肯堂曰青龍肝之兩岐而主兩傷之疾大青龍主榮衛之兩傷小青龍主表不解而又加之心下有水氣則非麻黃湯所能解桂枝湯所能散乃須小青龍始可祛除表裡之邪氣耳表不解以麻黃發汗為君桂甘草佐麻黃發散為臣欬逆而喘肺氣逆也內經曰肺欲收急食酸以收之故用芍藥酸寒五味子酸溫為佐以收逆氣心下有水津液不行則腎氣燥急食辛以潤之是以乾姜細辛味辛熱半夏味辛溫微熱為佐以散寒水逆氣收寒水散津液通行汗出而解矣心下有水則

所傳不一故又增損之證水蓄則津液不行氣燥而渴去半夏則津液易復天花粉味苦微寒潤枯燥者也加之則津液通行水氣下行漬入腸間則利利者不可攻表麻黄專主發汗非下利所宜故去之蕘花味苦寒為滲洩之劑水去則利止蕘花下水故加之噎者去麻黄加附子經曰水得寒氣必冷水寒相搏其人則噎噎為胃氣虛竭麻黄發汗非胃虛冷所宜故去之附子味辛熱熱則温其氣辛則散其寒故用為佐以祛散寒冷之氣 凡邪客於体者在外者可汗之在内者

可下之在上者可湧之在下者可滲之水蓄下焦小便不利小腹滿滲泄可也非發汗所宜故去麻黄加茯苓味甘淡專行津液内經曰濕淫於内以淡滲之是也 若喘者去麻黄喘為氣逆麻黄發陽故去之杏仁苦苦甘温加之以泄逆氣金匱要略曰其形腫者不用麻黄乃用杏子以麻黄發其陽故喘逆形腫也

喻昌曰仲景設小青龍湯原為滌痰收陰散結分邪之妙用也故遇無形之感有形之痰互為膠漆其當胸窟宅適在太陽經位惟於

麻黃桂枝方中倍加半夏五味以滌飲收陰加乾姜細辛以散結分邪合而用之令藥力適在疫邪綰結之處攻擊片時則無形之感從肌膚出有形之疫從水道出頃刻分解無餘而胸膺空曠矣若泥麻黃甘温減去不用則不成其為龍矣將特何物以為翻波鼓浪之具乎

周揚俊曰小青龍湯滌疫藥也不知平常有飲之人一感外邪傷皮毛而蔽肺氣則便停於心下而上下之氣不利焉於是喘滿咳嘔相因而見爾時竟一汗之外邪亦解裡症轉

增何也為水氣所持不能宣越故也況水飲停蓄者中州必不健運纔兼外感遂令上逆尚可徒以風藥上升作患乎於是以五味子收歛乾姜散陰半夏去水此不易之良法也而尤妙在用細辛一味細辛為少陰經表藥且能走水人之水氣大抵發源於腎故少腹滿小便不利因而作喘安知少陰不為遺害乃以細辛搜豁伏邪走而不留而後已上主散之藥皆靈動也

章楠曰腎為寒水之藏而元陽實根於中是故陽旺則水虧陽虛則水盛而水邪之本在

腎也其標又在脾肺二藏何也經言飲入於胃游溢精氣上輸於脾脾氣散精上歸於肺通調水道下輸膀胱水精四布五經並行是胃中水液由少陽相火蒸騰而游溢上輸於脾如脾弱不能輸布則蓄於中而為脹滿若脾輸歸肺而肺不能通調下輸則壅於三焦而小便不利則為身腫矣若其水邪始發脾肺氣窒必有或喘或嘔或咳等證加外感風寒則有發熱惡寒頭痛等證故仲景主治之法以干姜甘草半夏溫通脾胃之陽以行水化氣麻黄桂枝細辛通太陽少陰之陽以解

風寒風寒夾水陰邪甚勝故須重用辛溫陽藥然陰無陽不生陽無陰不化故佐芍藥和陰使表裡之氣輸化更加五味收肅肺氣俾得通調水道則表裡之邪皆去矣若其現證不同各有所因故立加減法以治之也噎者如呃逆之類由陽虛水阻腎氣不升故去麻黃之散表加熟附助腎陽所謂治水之本也

汪昂曰小青龍證為水寒相搏而傷肺若寒從外出而水不內消必貽異日之患金匱曰病溢飲者當發其汗大小青龍並主之

此方傷寒論輯義見四十三條卷二

傷寒心下有水氣欬而微喘發熱不渴小青龍湯主之服湯已渴者此寒去欲解也

金鑑曰傷寒心下有水氣咳而微喘發熱不渴此為外傷寒邪內停寒飲宜以小青龍湯兩解之服湯汗解已後渴者乃已汗寒去內燥之渴非未汗飲停不化之渴故曰寒去欲解也當少少與水飲之以滋其燥令胃和自可愈也

成無已曰欬而微喘者水寒射肺也發熱不渴者表證未罷也與小青龍湯發表散水服湯已渴者裡氣溫水氣散為欲解也

方有執曰發熱不渴寒勝也故以服渴已而渴為寒去欲解大意與上條相彷故治亦同

程知曰此明水寒未解治宜小青龍也心下有水氣寒在膈上也故喘咳發熱不渴服湯已而渴則水寒解矣此解水寒之法當用小青龍非謂解後仍用小青龍也

張璐曰風寒挾水飲為病在表者故不渴服湯後而渴者是為寒去津傷欲解之徵所以雖渴而不必服藥俱當靜俟津回可也咳而微喘為水飲上逆今水去而渴與水逆而渴不同世本小青龍湯主之在寒去欲解也之

下錯簡也今正之

周揚俊曰痰飲素積一感風寒挾之上溢故水氣停於心下肺金受邪因而喘咳外邪既盛勢必發熱然熱未入府且寒飲內溢故為咳而不為渴也正見邪一日未去則一日不渴也服湯已即小青龍湯也反渴者寒飲與熱邪未散而津液未復故也使不以小青龍為主治豈遂至於欲解乎小青龍湯主之句是總結上文之詞況服湯二字明明指定他書曾易經文今仍古本讀

汪琥曰上條云渴是未服湯而渴乃水停津

液不化而渴此條云渴是服湯已而渴乃汗後津液既亡而渴渴既不同豈可仍用上藥小青龍主之當在服湯已之上可知條大椿曰凡水停心下者喘而不渴服湯已即服小青龍湯也後渴者寒飲欲去也小青龍湯主之此倒筆法即指服湯已三字非謂欲解之後更服小青龍湯也

尤在涇曰內飲外寒相得不解氣凌於肺為咳而微喘發熱不渴如上條之證也是必以小青龍外解寒邪內消水飲為主矣若服湯已渴者是寒外解而飲內行也○或問水飲

之證或渴或不渴云何曰水積于中故不渴也其渴者水積一處而不得四布也然而不渴者常也其渴者變也服小青龍湯已而渴者乃寒去飲消之常道也

柯琴曰水氣在心下則咳為必然之症喘為或然之症亦如柴胡湯症但見一症即是不必悉具咳與喘皆水氣射肺所致水氣上升是以不渴服湯已而反渴水氣內散寒飲亦外散也此條正欲明服湯後渴者是解候恐人服止渴藥反滋水氣故先提不渴二字作服後提出渴者以明之服湯即小青龍湯若寒

既欲解而更服之不惟不能止渴且重亡津液轉屬陽明而成胃實矣○能化胸中之熱氣而為汗故名大青龍能化心下之水氣而為汗故名小青龍蓋大青龍表症多只煩躁是裡症小青龍裡症多只發熱是表症故有大小發汗之殊耳○發汗利水是治太陽是治太陽兩大法門發汗分形層之次第利水定三焦之淺深故發汗有五法麻黃湯汗在皮膚乃外感之寒氣桂枝湯汗在經絡乃血脉之精氣葛根湯汗在肌膚乃津液之清氣大青龍汗在胸中乃內擾之陽氣小青龍汗在

四十

心下乃内畜之水氣其治水有三法乾嘔而欬是水在上焦在上者發之小青龍是也心下痞滿是水在中焦中滿者瀉之十棗湯是也小便不利是水在下焦在下者引而竭之五苓散是也其他壞症變症雖多而大法不外是矣

此條傷寒論辯義第四十四條卷二

宿病禁汗證第五

、凡用發汗藥宜審病人有無宿疾不可輕汗

十法

咽喉乾燥者不可發汗 金鑑在壞病篇

金鑑曰咽喉乾燥津液不足也更發其汗則津液益枯故戒人雖有可汗之證亦不可發汗也

方有執曰咽喉乾燥津液素虧本於腎水不足蓋少陰之脈循喉嚨也發汗則津液愈亡

程應旄曰凡遇可汗之證必當顧慮上焦之津液又有如此者

張路玉曰此條與咽中閉塞似同實異此戒發汗以奪陽明之津彼戒發汗以奪少陰之血也

尤在涇曰病寒之人非汗不解而亦有不可

發汗者不可不審咽喉者諸陰之所集而乾燥則陰不足矣汗出於陽而生於陰也故咽喉乾燥者雖有邪氣不可以温藥發汗若強發之乾燥益甚為咳為咽痛為吐膿血無所不至矣云不可發汗者謂本當汗而不可發之非本不當汗之證也此所謂之變也下文倣此○常器之云只禹餘糧一味火煅服亦可按禹餘糧体重可以去怯甘寒可以除熱又性濇主下焦前後諸病也

章楠曰咽喉干燥金水兩虧也故不可發汗汗之再傷津氣必成勞損干欬之病

汪琥曰補亡論常器之可與小柴胡湯其言於義未合張璐云宜小建中湯其言稍近乎理

張兼善曰或云六經傷寒皆不言咽痛惟少陰篇中有咽痛咽傷之證何也夫少陰咽痛乃經絡所繫蓋少陰之脉上貫肝鬲入肺循喉嚨繫舌本故有咽傷痛之患

陳脩園曰咽喉為三陰經脉所循之處脾足太陰之脉挾咽腎少陰之脉循喉嚨之後三陰精血虛少不能上滋而乾燥者不可發汗或誤發之命將難全亦不必再論變症也

淋家不可發汗發汗則便血。金鑑立在壞病篇

金鑑曰淋家者濕熱蓄於膀胱水道澀痛之病也若發其汗濕隨汗去熱必獨流水府告匱迫其本經之血從小便而出矣

程知曰膀胱裡熱則淋更發其汗則膀胱愈燥而小便血矣

喻昌曰小便淋者膀胱為熱所閉氣化不行也更發其汗則膀胱愈擾而血從小便出矣

方有執曰膀胱蓄熱而血妄則淋復汗以迫其血則血愈不循經而愈妄便出者其順道故也

尤在涇曰巢氏云淋者腎虛而膀胱熱也更發其汗損傷藏陰增益腑熱則小便血如強發少陰汗而動其血之例也

章楠曰小便頻數短澀而痛者腎水虧而膀胱熱也發汗更傷津液而動火則逼血妄行也

汪琥曰常云宜猪苓湯然用於汗後小便血者亦嫌其過於滲利也張璐云未汗宜黃芪建中湯蓋此湯用於癃家身疼痛者甚妙若淋家猶未盡善

陳修園曰淋家者亡津液久虛若發其汗則

津液竭於外而血動於內干及於胞中必遺便血也內經曰膀胱者津液藏焉又曰膀胱者胞之室是胞為血海居於膀胱之外而包膀胱雖藏血藏津液有別而氣自相通參看太陽熱結膀胱血自下症則恍然悟矣淋家病為膀胱氣化不能行於皮毛津液但從下走而為淋膀胱已枯若再發其汗必動胞中之血非謂便血自膀胱出也

此條傷寒論輯義第八十九條卷二第二冊

瘡家雖身疼痛不可發汗汗出則痓

金鑑曰瘡家初起毒熱未成法當汗散已經

潰後血氣被傷雖有身痛應汗表證亦不可發汗恐汗榮衛愈虛外風乘襲即不受外風筋失液養亦必致項强反張而成痙病也

喻昌曰身疼痛為寒傷榮之證本當發汗然瘡瘍之人肌表素虛榮血暗耗更發其汗則外風襲虛內血不榮必致痙項强手足張而成痓痙亦膀胱之病也

尤在涇曰身疼痛表有邪也瘡家膿血流溢損傷陰氣雖有表邪不可發汗汗之血虛生風必發痙也

方有執曰病瘡身疼痛血熱表虛非實也發

汗則表益虛而易得重感痓病出於重感故禁

錢潢曰瘡家非謂疥癬之疾也蓋指大膿大血癰疽潰瘍楊梅結毒之屬也身疼痛傷寒之表症也言瘡家氣虛血少榮衛衰薄雖或有傷寒身体疼痛等表症亦慎不可輕發其汗若悞發其汗則陽氣鼓動陰液外泄陽亡則不能柔養血虛則無以滋灌所以筋脉勁急而成痓也

柯琴曰瘡家病與外感不同故治法與風寒亦異若以風寒之法治之其變亦不可不知

也瘡雖痛偏一處而血氣壅遏亦有偏身痛者然與風寒有別汗之則津液越出筋脉血虛攣急而為痙矣諸脉症之當審正此故耳

章楠曰寒傷榮者身必痛當用麻黃湯也素有瘡瘍血液已傷其邪雖輕身亦必痛則不可發汗汗之則血液枯而筋脉拘急成痙與衄家相類也傷氣血而成痙厥者多死不可治

汪昂曰瘡家雖傷寒身痛不可發汗發汗則痙表虛熱聚故生瘡汗之則表愈虛熱愈甚而生風故變痙也

四十二

此條傷寒論輯義第九十條卷二第二冊
衄家不可發汗汗出必額上陷脉急緊直視不能眴不得眠
金鑑曰衄家者該吐血而言也謂凡衄血吐血之人陰氣暴亡若再發其汗汗出液竭諸衄失養則額角上陷中之脉為熱所灼故緊且急也目直視目瞪不轉睛也不能眴目睫不合也亦皆由熱灼其脉引縮使然不得眠者陽氣不能行於陰也凡此所見之病皆陽盛陰微之危證誰謂衄家可輕發其汗耶
喻昌曰目得血而能視汗為血液衄血之人

清陽之氣素傷更發其汗則額上必陷乃上焦枯竭之應也諸脉皆屬於目筋脉緊急則目上瞪而不能合目不合則不得眠也傷寒發煩目瞑者必衄宜麻黃湯發其汗此言素常失血之人戒發其汗以重虛其虛宜兩諦之也

柯琴曰太陽之脉起自目內眥上額已脫血而復汗之津液枯竭故脉緊急而目直視也亦心腎俱絕矣目不轉故不能眴目不合故不得眠

方有執曰衄鼻血也額上通乎鼻也不能眴

為目上瞪不能開闔而動搖也所以不得瞑而眠也

尤在涇曰額上陷脈緊急者額上兩旁之動脈陷伏不起或緊急不柔也靈樞云兩跗之上脈陷豎者足陽明陷謂陷伏豎即緊急與此正相發明目直視不能眴不得眠皆亡陰之症也

章楠曰榮熱致衂若外寒已消而無惡寒等證者邪隨衂解矣其有雖衂而在表之邪仍有發熱頭痛無汗等證則不用麻黃湯發汗也蓋奪血者無汗汗與血出於一源若强發

之則太陽經脉之在額上者必枯燥而緊急太陽經脉爲目上綱脉急則目直視不能眴眴轉盼也此痙厥之形兆以致陰陽不相交而衛氣不入於陰則不得眠也既不可發汗而表邪未解當從挾虛之例內助津液外通經絡使其自汗可也

錢潢曰脉緊急者言目系急緊也眴本作旬音絢目搖動也血虛則系目之筋脉急緊而直視所以睛不能轉側而搖動也

汪琥曰常云可與犀角地黄湯此不過治衄之常制許叔微云黄芪建中湯奪汗動血加

犀角夫衄家係陽明經熱上湧恐非陽明藥也呂滄州云小建中湯加葱豉誤汗直視者不可治大抵衄家具汗證葱豉專豁陽明經欝熱爲對證的藥也

成無已曰衄家雖為邪熱在經而又不可發汗如此前用桂枝麻黃者非治衄用以發散經中邪氣也若邪不得散擁盛于裡逼迫于血因而致衄即不可用此二湯以治衄矣

吳綬曰凡吐血衄血無表症脉不浮緊不可發汗也東垣云脉微者宜黃芩芍藥湯脉滑數者犀角地黃湯熱甚血不止者河間地黃

湯古方四生丸血虛者東垣麥门冬飲子三黃補血湯若不止者活人茜根散茅花湯主之也以上皆治衄之良方大抵吐衄脉滑小者生脉寔大者死吐衄後脉微者易治若熱反盛脉反急數者死也若衄而頭汗出或身有汗不至足者難治也凡血得熱則行得冷則凝見黑則止所以犀角地黃湯中加好京墨汁一二匙攪藥令黑最效也

張景岳曰雜病衄血積熱在裡傷寒衄血積熱在表論曰傷寒小便清者知不在裡仍在表也當發其汗若頭痛者必衄宜桂枝湯曰

傷寒脉浮緊不發汗因致衄者麻黄湯主之

此以傷寒之衄爲其熱不在裡而在表也此論衄家不可發汗而何以復用桂枝麻黄等湯蓋衄由乎陰者以陰虛火動也故不宜再汗以亡陰衄由乎陽者以表邪未解故當用桂枝麻黄以發散

王肯堂曰衄忌發汗者爲無脉也若脉浮緊身疼發熱惡寒之證宜察之

此條傷寒論輯義第九十一條卷二第二册

○此條論衄血再與傷寒兼證同參又與衄血門同參最詳無遺蘊矣

亡血家不可發汗發汗則寒慄而振

金鑑曰凡失血之後血氣未復爲亡血虛家皆不可發汗也蓋失血之初固屬陽熱然亡血之後熱隨血去熱固消矣而氣隨血亡陽亦危矣若再發汗則陽氣衰微力不能支故身寒噤慄振振聳動所必然也蓋發陰虛之汗汗出則亡陰即發暴吐衄血之汗也故見不能眴不得眠亡陰等病也發陽虛之汗汗出則亡陽即發亡血虛家之汗也故見寒慄而振亡陽等病也

成無已曰鍼經曰奪血者無汗奪汗者無血

亡血發汗則陰陽俱虛故寒慄而振搖

方有執曰伏皮為血出則為汗陽也陰不自出出之者陽也亡血陰虛矣發汗復亡其陽故寒慄而振也

程應旄曰亡血陰虛陽已失依若發其汗陽從外脫故寒慄而振是為陰陽兩竭凡遇當汗症便當顧慮陰經之營血有如此者

魏荔彤曰與其汗出亡陽方救陽何如汗未出先救陰以維陽不令汗出亡陽之為愈也

喻昌曰亡血即亡陰也亡陰發汗本當生熱乃反寒慄而振者何也蓋陰亡則陽氣孤而

無偶纔一發汗其陽必從汗盡越所以寒慄
有加陰陽兩竭也
尤在涇曰陰亡者陽不守亡血復汗寒慄而
振者陰氣先虛而陽氣後竭也按瘡家衄家
並屬亡血而此條復出亡血家者該吐下跌
仆金刃產後等症為言也
章楠曰亡血家者向有吐衄崩漏便紅等病
也發汗更傷榮衛氣血則寒慄而振其邪反
不能去也
汪琥曰常云可與芎藥地黃湯夫亡血家亦
有陰虛發熱者上湯固宜用也石頑云黃芪

建中湯誤汗振慄苓桂朮甘湯加當歸據成註云亡血發汗則陰陽俱虛惡以上二湯皆亡血家汗後之劑

東洋櫟窻多紀先生案汗後寒慄而振非餘藥可議宜芍藥甘草附子湯人參四逆湯之屬

陳脩園曰血從陰經併衝任而出爲吐爲下血從陽經併督脉而出者爲衄多則爲脱凡一切脱血之人名曰亡血家血屬陰亡血即亡陰故不可發汗若發其汗是陰亡而陽無所附陰從外脱其人則寒慄而振内經云濇

則無血厥而且寒是也
唐宗海曰此寒慄而振與前必振寒內外俱虛故也同義彼是下後亡陰筋脉失養復發汗又亡其陽則寒氣發動筋脉不能自持故振此條亡血家即是陰筋失養復發汗以亡其陽則寒氣發動筋不能自持其義正與前同又此節衄家發汗則額上陷義亦相通衄正是督脉額上之血已亡故發汗再亡其陽則止是督脉所司之額上陷亡血家是周身之血或吐或下從內泄去則周身筋脉失養故汗之再亡其陽則不單在額上陷而在周

身皆發寒振浅註既知此節發汗是陽從外脱而註上一節乃云汗出則亡其陰實屬自相矛盾

此條吐血再與張石頑傷寒兼證析義唐宗海血證篇傷寒指掌变症门相参最详

汗家重發汗必恍惚心亂小便已陰痛

金鑑曰汗家謂平素好出汗之人也重發汗謂大發汗也心主血汗乃心之液重發其汗血液大傷心失所恃故神情恍惚心志不甯也液竭於下宗筋失養故小便已陰莖疼也

程應旄曰心主血汗者心之液平素多汗之

家心虛血少可知重發其汗遂至心失所主
神恍惚而多忡憧之象此之謂乱小腸與心
為表裡心液虛而小腸之水亦竭故小便已
陰與禹餘糧丸其為養心血和津液不急於
利小便可意及也

方有執曰心主血而藏神汗多則血虛而舍
空恍惚心乱者以舍空神紛散也陰宗筋也
痛者液竭而失其所榮養也

成無已曰汗者心之液汗家重發汗則心虛
恍惚心乱奪汗則無水故小便已陰中疼

喻昌曰平素多汗更發其汗則心藏之血傷

而心神恍惚小腸之府血亦傷而便已陰痛禹餘糧丸原方闕然生心血通水道可意會也

張路玉曰平素多汗更發其汗則心藏之血傷而心神恍惚膀胱之血亦傷而便已陰疼也

尤在涇曰五液在心為汗心液亡者心陽無附則恍惚心亂心虛生熱下流所合則小便已陰疼也

章楠曰汗為心液汗多液脫必恍惚心亂膀胱者州都之官津液藏焉而為太陽之腑津

氣由太陽走泄則腑熱故小便已而陰痛也

陳脩園曰平素患汗病之人名曰汗家心主血汗為心液患此病之人其心虛血少可知若重發其汗則心主之神氣無所依必恍惚心亂且心主之神氣虛不能下交於腎而腎氣亦孤故小便已而前陰溺管之中亦疼與禹餘糧丸

唐宗海曰心腎不交之病多矣何以獨見陰疼之証淺註以陰疼是心之神氣不交腎而腎氣亦孤於理似精而於證實不相合不知前陰溺管乃是膀胱下竅膀胱有津液以润

此竅則小便利而溺管不疼內經曰膀胱者州都之官津液藏焉氣化則能出矣此出字是言化氣爲津液下出以潤溺管上出以充皮毛汗家之津液既從皮毛發泄又重發其汗則津液盡從皮毛外泄而下行之津液反竭是以溺管枯澀而小便疼也其恍惚心亂亦不是心血虛少蓋心煩是血虛心悸是陽虛心亂是陽氣飛越此與以火迫劫亡陽必驚狂同義淺註於汗原委未達不知心火下交於水乃化氣爲津爲汗是以汗太多則心陽外泄也義詳總論讀者須細考之

四十六

柯琴曰心液大脫故怔忡心亂甚于心下驚悸心虛于上則腎衰于下故陰疼也

此條傷寒論輯義第九十三條卷二第二本

咽中閉塞不可發汗發汗則吐血氣欲絕手足厥冷欲得踡臥不能自溫

金鑑曰少陰之脈循喉嚨繫舌本咽中閉塞少陰之氣不能上通也若强發少陰汗陽微不能作汗必動其血故吐血氣微絕踡臥厥冷不能自溫也

程知曰咽中閉塞不可發汗蓋陰邪盛也強發其汗必動其血至於吐血氣欲絕則併腎

中之微陽不能自存故遂手足厥冷欲得踡臥不能自温夫下厥上竭踡臥厥冷在少陰皆危證也

程應旄曰汗劑為陽施於陰經則遏咽中閉塞由少陰液少胷氣不能上通也發少陰汗則下厥上竭故見症如此

喻昌曰此條重文與咽喉乾燥不可發汗似同而實大異此戒發汗以奪少陰之血也彼戒發汗以奪陽明之津液也又咽中閉塞不可下一條亦指少陰立說成註俱以咽門為胃之系混釋則謬矣

張路玉曰其人腎藏真陽素虧故咽中閉塞汗之則併奪其陽血無所依即吐血厥冷踡臥非四逆湯溫經回陽可擬也

方有執曰咽門乃胃之系而脾之脉絡胃上膈挾咽連舌本然則咽中閉塞者脾胃之邪上客於咽而作逆阻也吐血者脾統血而胃爲之合脾傷不能統血故妄行上溢而從胃道出也氣欲絶者亡陽也手足爲四肢乃諸陽之本陽欲外絶則陰亦不能内守陰陽不相順接而厥冷故畏而欲得踡臥也夫如此溫之且未得豈能自得其溫乎

章楠曰咽中閉塞者胃陽虛而津液不升也發汗以逼氣動火營血妄行陰陽氣散故吐血而氣欲絶也營衛之氣出於脾胃行於四肢營衛傷而氣不敷布故手足厥冷欲得踡卧不能自溫也

此條傷寒論輯義無柯氏尤氏並删之

欬而小便利若失小便者不可發汗汗出則四肢厥冷

金鑑曰欬多飲病小便應不利若小便利知無飲也今咳而遺失小便是不但無飲且係下焦陽虛膀胱不固之欬也故不可發汗汗

出則陽氣愈衰四肢逆冷矣

程知曰內經謂腎咳不已膀胱受之膀胱咳狀咳而遺尿故咳而小便利若失小便者是腎中陽虛也發汗則陽氣益亡故厥冷

方有執曰小便利失小便肺腎二經俱病也不可發汗二經少血也四肢厥冷金水傷而土亦同敗也

周揚俊曰咳為陽邪上壅肺金受熱也肺為氣之總司肺熱而一身之氣焉有不熱乎況膀胱氣化實稟清肅而行今曰利者則是氣壅於上而下不相應也此其人原是下焦素

四十八

常虛寒遂至欬而失小便復發其汗則所存之陽外亡而四肢必至厥冷矣

張路玉曰欬而小便失者膀胱虛寒也發汗必傳少陰而成四肢逆冷矣

章楠曰肺主通調水道下輸膀胱者也若上條之邪閉肺氣而咳者小便必不利也如欬而小便利若小便隨咳而遺失者是肺腎二虛也發汗更傷津氣則陽不達於四肢而成厥逆之危症矣

諸脉得數動微弱者不可發汗發汗則大便難腹中乾胃燥而煩其形相像根本異源

金鑑曰凡諸病得數動脉者有餘診也可發汗若按之微弱者是外假實而內真虛也不可發汗若誤發其汗傷其津液則腹中乾大便難胃燥而煩其形似胃實熱結之陽明究其根本實由發虛家汗致成津枯虛燥之陽明也故曰其形相像根本異源也

程知曰動數為熱微弱為虛發汗動津液則便難腹乾胃燥而煩此與陽明裡熱之證雖同其形相似而根本則有虛實之不同也

張志聰曰數動陽脉也微弱陰脉也諸脉得動數微弱者猶言左右三部或得動數之脉

而按之微弱者皆不可發汗發汗則津液内竭故大便難水氣外洩故腹中乾火熱上蒸故胃燥而煩其形相像者汗後而燥證相同也根本異源者動數之脉屬乎陽微弱之脉屬乎陰有陰有陽有虚有實也

張路玉曰脉雖動數而微弱者為表虚自汗汗之更竭其津必胃乾煩燥也

周揚俊曰數動陽脉也設兼微弱則其本虚可知若汗之則津液大耗而脾胃大腸均受其害矣

章楠曰血虚則脉數動氣虚則脉微弱氣血

兩虛若發汗再泄津液則腸胃干燥而大便難腑氣不通則虛火鬱而心煩其發熱惡寒動數之脈與表邪應汗之形相似而脉微弱則根本虛而病源異矣

諸逆發汗病微者難差劇者言乱目眩者死

金鑑曰不當汗而汗當汗而過汗皆致逆故曰諸逆也發汗致逆之病病微者難差劇者則死劇者謂陽脫見鬼則言乱陰脫目盲則目眩也

程應旄曰諸逆屬少陰居多陰寒極矣發汗是重奪其陽雖有微劇不同皆關於死明乎

陽爲人命之根也

張路玉曰諸逆發汗言凡有(宿)病之人陰血本虛若誤用汗劑重奪其血則輕者必重重者轉劇劇者亂言目眩以虛熱生風風主眩暈故也

方有執曰逆亦厥也言亂少陰衰而志喪也目眩厥陰衰而風亂也蓋厥逆無非少陰厥陰之證故也

章楠曰諸逆者總結上文不當汗而誤發者也其病本輕微者因誤汗而難差其劇者心液傷而神昏言亂其目眩者陰陽氣散暴脫

而死矣凡不可發汗者皆因氣血內虛虛而感邪仲景原有法則如下篇之用建中復脉等湯者皆可類推也

張石頑曰咽喉乾燥不可發汗常器之云與小柴胡湯石頑曰宜小建中淋家不可發汗發汗必便血常云豬苓湯石頑曰未汗黃耆建中湯瘡家不可發汗王日休云小建中加歸耆常云誤汗成痙桂枝加葛根湯石頑曰漏風發痙桂枝加附子湯衄家不可發汗許叔微云黃耆建中奪汗動血加犀角呂滄洲云小建中加葱豉誤汗

直視者不治亡血家不可發汗常云小柴胡加芍藥石頑曰黄耆建中誤汗振慄苓桂朮甘湯加當歸咽中閉塞不可發汗龐安常云甘艸干姜湯孫兆云黄芪建中加葱豉誤汗吐血矣甘艸湯厥冷當歸四逆咳而失小便者不可發汗郭白雲云甘草干姜湯當歸四逆汗後小便反數茯苓甘艸湯諸脉得數動微弱者不可發汗郭云小建中湯王云誤汗煩躁便難者矣甘草湯汗家重發汗小便已陰痛者常云一味禹餘糧散王云用禹餘糧赤石脂生梓白

五十

皮赤小豆等分搗篩蜜丸彈丸大水煮日
二服

太陽自解證第六

太陽病欲解時從巳至未上

金鑑曰凡病欲解時必於其行氣之時太陽盛陽也日中陽氣盛故從巳午未之旺時而病解

成無已曰巳為正陽則陽氣得以復也始於太陽終於厥陰六經各以三時為解而太陽從巳至未陽明從申至戌少陽從寅至辰至於太陰從亥至丑少陰從子至寅厥陰從丑

至卯者以陽行也速陰行也緩陽主於晝陰主於夜陽三經解時從寅至戌以陽道常饒也陰三經解時從亥至卯以陰道常乏也内經曰陽中之太陽通於夏氣則巳午未太陽乘王也

柯琴曰巳午為陽中之陽故太陽主之至未上者陽過其度也人身陰陽上合於天天氣至太陽之時人身太陽之病得藉其主氣而解此天人感應之理也

章楠曰太陽名巨陽以其統領榮衛榮氣通心衛氣通肺心為君主肺為相傅故太陽為

諸陽主氣也人身陰陽隨天地之陰陽衰旺陽氣初生名少旺於平旦陽氣既盛名太旺於中午兩陽合明名陽明是陽極陰生而旺於日晡人身經氣旺則邪解故太陽病欲解時從巳至未上也邪之內傳初太陽次陽明次少陽者以其由淺入深故與人身陽氣衰旺之序不同蓋淺深是經之層次衰旺是氣之流行病之內傳外解是邪之進退也

發熱

發熱者無休止時也寒熱者寒已而熱熱已而寒相繼而發也潮熱者有時熱有時止如潮汛

之不失其期也若發熱不惡寒而渴為溫病發汗也身体灼熱者為風溫若發熱手或微厥下利清穀此為陰證也失下血氣不通四肢逆冷却發熱此熱深厥亦深也頭痛發熱身不疼痛此傷食證也不惡寒身不痛知非傷寒頭不疼脉不緊知非裡實但煩熱者煩虛也

中風即發熱者風傷衛也傷寒不即發熱者寒傷榮也仲景云傷寒一二日或已發熱或未發熱是也凡翕翕發熱而有惡寒惡風頭痛脉浮者表熱也此由風寒客於皮膚陽氣怫鬱所致宜汗之若小便黄非在外凡蒸蒸發熱而兼有

譫語大便秘小便赤腹滿惡熱脉滑實者裡熱也此由陽氣下陷入陰中所致宜下之若小便清非在内也其在少陰厥陰發熱者謂之反發熱惟太陰無發熱之候若脉陰陽俱盛熱不止者死下利發熱汗後復發熱脉躁疾不為汗衰狂言不能食陰陽不交者死

蘭臺治例曰邪在三陽太陽證與潮熱若同而異邪在三陰少陰證多與煩躁相類而非以上參準繩

熱無休止曰發熱風寒客於太陽有即發熱者有至一二日始發熱者然必兼惡風惡寒頭痛身疼等症方為太陽發熱宜汗之類方註云太

陽發熱寒時亦熱熱時亦寒也金鑑云翕翕表熱蒸蒸裡熱俱有自汗症表熱自汗宜桂枝解肌裡熱自汗宜涼膈承氣不可誤治當審其尿之白赤舌之潤燥為別愚按表熱自汗畏風惡寒裡熱自汗則不惡風寒尤當認別 參傷寒指掌

表熱熱不在裡故尿白也裡熱故尿赤也表熱無汗宜麻黃湯表熱有汗宜桂枝湯裡熱輕者宜涼膈散重者宜三承氣湯發熱兼口燥舌乾煩渴者為陽經之熱也發熱兼厥冷下利清穀者屬陰經之熱也陽熱宜清白虎解毒輩也宜溫四逆白通湯也 ○ 翕翕蒸蒸發熱俱有汗二

證相類若以翕翕之表熱誤為蒸蒸之裡熱下之則逆若以蒸蒸裡熱誤為翕翕表熱汗之轉傷翕翕之汗熱雖同蒸蒸捫之自温不似蒸蒸之熱捫之自有熱氣透手也其間或有疑似難辨又當審小便之白赤舌苔之潤燥自可決也

參金鑑

發熱多屬表證傷寒寒鬱肌表則腠理閉密故翕翕發熱捫之烙手當以脉之浮緊浮緩證之無汗有汗分風寒榮衛施治若汗不得出而煩躁者榮衛俱傷陽邪內擾也大青龍湯若尺中無力者此為本小建中湯加減 參緒論

陰

三陰經寒證太陰厥陰俱不發熱惟少陰病有反發熱脉沉者此非傳經乃直入少陰而仍兼太陽故能發熱也其或冬時過暖而病發熱心煩咽痛或自利者為冬温陽旦湯證也參緒論

凡病鮮有不發熱者内傷外感其大關鍵也人迎脉大于氣口為外感氣口脉大于人迎為内傷外感則寒熱齊作而無間内傷則寒熱間作而不齊外感惡寒則近烈火不除内傷惡寒得就温煖而必解外感則邪氣有餘故發言壯厲先輕而後重内傷則元氣不足故出言懶怯先重而後輕尤宜細心求之若顯内症多者則内

傷重而外感輕宜以補養為先若顯外症多者則外感重而内傷輕宜以發散解表為急此又東垣未言之意也 叅王肯堂

雜病發熱陰虛於下也經云陰虛則發熱大陽在外為陰之衛陰在内為陽之守精神外馳嗜慾無節陰氣耗散陽無所附遂至浮散於肌表间而發熱也實非有熱當作陰虛治而用補養之法可也 叅醫通

榮衛一有偏勝其患即不可勝言衛偏勝則身熱榮偏勝則身寒 叅法律

寒為陰熱為陽發熱陽也由陰氣不和於陽而

發熱也夫陰氣不和於陽是為陰虛然陰在內為陽之守陰虛則陽無所守陽無所守則陽氣亦虛是發熱有屬陰虛者有屬陽虛者陰虛發熱宜養血滋陰陽虛發熱當養氣助陽人身陰陽和則無熱陰陽不和則發熱揆其常理但當和陰陽調氣血也然而熱之發也有微暴不同微熱者熱而和緩陰血內虛也暴熱者熱之熾灼陽氣亢害也陰血內虛而熱當以滋養之藥治之陽氣亢害而熱宜以溫熱之藥治之蓋微熱者有根之熱也暴熱者無根之熱也無根之熱是為脫熱脫熱者陽氣外脫而熱也如是之

熱當求其屬以衰之故曰甘温能除大熱也凡病而熱者什之九是身雖發熱必有本證醫者當視其色診其脉察其表裡探其虛實合本證而詳論之得其要矣 高世栻

一治熱之法凡微熱之氣宜涼以和之大熱之氣宜寒以制之鬱熱在經絡者宜疏之發之結熱在藏府者宜通之利之陰虛之熱者宜壯水以平之無根之熱者宜益火以培之此其中有宜解者所謂高者抑之也有宜散者所謂下者舉之也有相類者所謂逆者正治也有相反者所謂從者反治也治熱之法不過如此 景岳

一五藏之熱症有可據者如肺氣上通於鼻而下主於皮毛心氣上通於舌而下主於血脉脾氣上通於口而下主於四肢胃氣上通於頭面牙齒而下主於肌肉肝氣上通於目而下主於筋節腎氣上通於喉耳而下主於二陰而六府之氣亦可因表裡以察之此皆病在形体也凡有諸中者必形諸外故必有熱證可據方可以熱論治醫中關係惟此為最 景岳

一治五藏之熱當察微甚如心經之微熱者宜二陰煎安神丸天王補心丹導赤散之類皆可隨證酌用其熱甚者如瀉心湯黃連解毒湯八

正散直指黃芩湯及犀角地黃湯三方皆其類也○肺經微熱者宜加減一陰煎正傳麥門冬湯瀉白散之類主之其熱甚者宜黃芩清肺飲黃芩知母湯之類主之○肝經微熱者宜化肝煎保陰煎熱甚者宜加味龍胆瀉肝湯芍藥清肝散七正散○脾胃微熱者清化飲黃芩芍藥湯陽明熱甚者白虎湯大清飲瀉黃散玉泉散○腎經微熱者一陰煎滋陰八味丸熱甚者正氣湯丹溪大補陰丸腎虛兼胃火者玉女煎膀胱微熱者五淋散熱甚者大分清飲化陰煎之類主之○三焦微熱者徙薪飲熱甚者抽薪

飲大連麴飲涼膈散三補丸大金化丸之類擇宜用之○凡清火退熱方論甚多此亦言其約耳欲盡其義當詳考寒陣二類參景岳全書

○惡寒 附背惡寒

惡寒者風寒客於榮衛非寒熱之寒又非惡風也故不待見風而後怯寒雖身大熱亦不欲去衣被也甚則向火增被不能遏其寒所以然者由陰氣上入陽中或陽微或風虛相搏之所致也惡寒一切屬表雖裡證悉具而微惡寒者亦表未解猶當先解其外俟不惡寒乃可攻也經云發熱惡寒發於陽可發汗無熱惡寒而踡脉

沉細發於陰可温裡惡寒雖屬表亦有虛實之分若汗出而惡寒爲表虛無汗惡寒爲表實表虛可解肌桂枝湯表實可發汗麻黃湯

惡寒一證有表裡陰陽之辨發熱惡寒發於陽表也有汗宜桂枝湯無汗宜麻黃湯無熱惡寒發於陰裡也有汗宜桂枝加附子湯無汗宜麻黃附子細辛湯　背寒口中不燥而和宜附子湯背惡寒口燥渴屬陽明也宜白虎加人參湯陰陽二經惡寒雖同其身有熱無熱則異也一則汗之一則温之少陰陽明之背惡寒雖同其口中和口中不和則異也一則温之一則清之

惡寒雖屬輕微之證仲景立法可辨他可類推矣參金鑑

傷寒惡寒雖身居密室猶自憎寒拘急甚則寒慄鼓頷向火不能遏其寒非若寒熱之惡寒熱至則不惡也如已發熱則身熱不欲去衣由陰氣上入陽中或陽微或風虛相搏所致惡寒一切表症雖裡症悉具而微惡寒者猶當解表俟惡寒已乃可攻裡故先惡寒而發熱者為外惡寒為陽病也在陽宜發汗然尺中遲弱者慎不可發汗當用黃耆建中湯結胸症有一毫惡寒必先用桂枝湯解表後用陷胸湯下之若表不

解而便攻之表邪復結其症必危若初起惡寒踡卧脉沉者為内惡寒為陰病在陰則宜温雖夏月亦須姜附輕者理中重則四逆若當盛暑須參大順冷香漿水等治之少陰病惡寒身踡而利手足厥冷煩躁脉不至及四逆惡寒不煩而躁皆死證也經曰有熱惡寒發於陽無熱惡寒發於陰尚何疑哉　叅緒論

經曰陽虛則外寒奈何曰陽受氣於上焦以温皮膚分肉之间今寒氣在外則上焦不通而寒氣獨留於外故寒慄　曰古人遇戰慄之症有以大承氣湯下燥屎而愈者惡寒戰慄明是熱

症但有虛實之分耳○人身背為陽背惡寒者陽虛之驗也然陽氣內陷亦有此證是以背惡寒有陰陽之異若風寒在表則一身盡寒矣但背惡寒者陰寒氣盛可知以陰氣不能消耗津液故少陰病二三日口中和背惡寒者宜附子湯○熱病初起口燥心煩而背微惡寒者此陽氣內伏於陰中肌表之陽不勝邪及陽明中暍俱有是症以陽邪內消津液故煩渴引飲並宜白虎加人參湯若誤認陽虛而用溫藥必致斑爛不救也故口中渴知其內有熱口中和知其內有寒此理皎然矣 參緒論

熱陽氣也寒〻陰氣也惡寒〻者週身毛竅不得陽氣之衛外故皮毛嗇嗇然而洒淅也人週身八萬四千毛竅太陽衛外之氣也若病太陽之氣則通体惡寒〻從頭項而至背膂太陽循行之經也若病太陽之經也則其背惡寒〻惡寒〻之外又有身寒〻身寒〻者著衣重複而身常寒〻乃三焦火熱之氣不能外溫肌肉也傷寒論云形冷惡寒〻者此三焦傷也形冷惡寒〻即身寒〻之謂也凡傷寒初起自必發寒〻蓋寒〻乃太陽之本氣也經云太陽之上寒氣主之是太陽以寒〻為本以熱為標也惡寒〻之外又有惡風經云厥陰之上風氣

主之人身通体皮毛太陽之氣所主也皮毛之内肌腠之间則有熱肉充膚之血厥陰之氣所主也病太陽之本氣而皮毛不利則惡寒病厥陰之本氣則惡風風寒難以分别從皮毛腠理而有别也病在皮毛則皮毛閉拒而無汗病在肌腠則皮毛開發而有汗盖凝斂拒閉則為寒鼓動開發則為風風也寒也皆正氣内鬱而淫氣隨生也有身雖發熱發熱之中仍兼惡寒法當辛温以治其熱經云病未反本治當從本此之謂也　高士栻

惡風

衛氣者所以温分肉充皮膚肥腠理司開闔者也故風邪中於衛也則必惡風惡風惡寒俱為表證但惡風比惡寒為輕耳惡寒者雖不當風而時自怯寒惡風者居密室之中幃幙之內則無所畏或當風或揮扇則淅淅然而惡也惡寒則有陰陽之分惡風惟屬陽耳所以三陰之證並無惡風惡風雖在表而發散又自不同若無汗惡風則為傷寒當發其汗故用麻黃湯若汗出惡風則為中風當解其肌故用桂枝湯裡證雖具而惡風未罷皆當先解其外也叅準繩

風寒二者大率多相因而少相離有寒時不皆

無寒故三陽俱有惡寒惡風同見也惡風與惡寒均表病也法當從表然風屬陽寒屬陰故三陰經證有惡寒而無惡風也 叅金鑑

頭痛

三陽經頭痛身皆熱也法當從三陽治也厥陰頭痛則多厥而無熱嘔吐涎沫是厥陰挾寒邪上逆也宜吳茰湯溫而降之三陽頭痛若不大便小便紅赤為裡實熱法當議下宜承氣湯若小便清白即不大便為裡熱未實表尚未清法當先從表治也三陰經無頭痛惟厥陰有頭痛以其脈與督脈上會於巔也三陰經無發熱厥

陰少陰亦有發熱謂之反發熱以其藏有相火陰盛格陽於外也叅金鑑

傷寒頭痛雖屬三陽惟太陽獨多蓋太陽為病屬表故頭痛專主表雖有傷寒六七日頭痛不大便有熱而與承氣湯下之者却云若小便清者知熱不在裡仍在表是知頭痛屬表明矣太陰少陰二經之脉從足至胸而還不上循頭故無頭痛惟厥陰脉循喉嚨之後上連目系與督脉會於巔亦有頭痛乾嘔吐涎沫呉茱萸湯一證却無身熱亦與陽證不同也太陽頭痛必兼惡寒發熱表解自除陽明頭痛在額前自鼻等

處無汗為表症宜葛根湯加白芷葱白汗之若自汗不惡寒反惡熱大便實小便赤當以陽明裡症治之承氣湯少陽頭痛在頭角耳根脈弦数口苦是也小柴胡去參加川芎有痰加瓜蔞又有風温病在少陰濕温病在太陰而頭反痛至於陰毒亦然是又不可拘拘為者內因頭痛作止有時外因頭痛常常有之直須傳入裡方罷參準繩

太陽頭痛者必有痰也少陰頭痛者足寒而氣逆也蓋太陰少陰二經雖不至痛然痰與氣逆壅於膈中則頭上氣不得暢降而痛也東垣

頭痛者木也最高之分惟風可到風則温也治以辛凉秋尅春之意故頭痛皆以風藥治之總其体之常也然有三陰三陽之異焉故太陽宜川芎陽明宜白芷少陽宜柴胡太陰宜蒼朮少陰宜細辛厥陰宜吳茱萸 戊無己

頭痛之證有三太陽頭痛少陽頭痛厥陰頭痛太陽之脉上額交巔絡腦而太陽之上寒氣主之太陽頭痛寒痛也少陽之脉上抵頭角而少陽之上相火主之少陽頭痛火痛也厥陰之脉上出額與督脉會於巔而厥陰之上風氣主之厥陰頭痛風痛也頭痛雖有寒火風三者之異

尤當觀其微劇察其陰陽身有他病而兼頭痛痛之微者也獨患頭痛其痛欲死痛之劇者也凡陰血虛而陽熱盛則痛微若陽氣虛而陰寒盛則痛劇風火頭痛有餘則清散之不足則滋補之陰寒頭痛乃陰盛陽虛所謂陽虛頭痛者是也非桂附參耆不能治之世遇頭痛之證便謂外受風寒即與發散發散不愈漸加寒涼非芎防荊羌即芩連梔實風火頭痛而遇此不致喪身若陽虛頭痛而遇此必致殞命矣 高士栻

經云心煩頭痛病在鬲中過在手巨陽少陰乃濕熱頭痛也東垣清空膏之類主之 ○ 又曰頭

痛巔疾下虛上實過在足少陰巨陽甚則入腎許學士謂之腎厥頭痛也其脉舉之則弦按之則堅用玉真丸治之戴復菴用正元散或大三五七散入塩煎服間進黑錫丹◎又曰徇蒙招尤目眩耳聾下實上虛過在足少陽厥陰甚則入肝下虛者腎虛也故腎虛則頭痛上虛者肝虛也故肝虛則頭眩徇蒙者如以物蒙其首招搖不定目眩耳聾皆暈之狀也故肝厥頭暈腎厥頭巔痛不同如此宜鈎藤散◎又曰頭痛耳鳴九竅不利腸胃之所生東垣以為此氣虛頭痛也用人參黃耆主之 參準繩

項強

項强太陽病也項背强太陽陽明病也几几拘强而甚之貌也脉浮無汗從傷寒傳来宜葛根湯有汗是從中風傳来宜桂枝加葛根若脉沉邪巳入胸裡也宜瓜蔞桂枝湯結胸病强背反張有汗如柔痓宜大陷胸丸若太陽少陽併病之項強不可更汗下也宜柴胡湯去半夏加瓜蔞主之 叅金鑑

太陽傷寒必頭痛項强太陽中風兼濕成痓亦項强也 叅傷寒指掌

項强連脇下滿身熱悪風手足温而渴者為邪

于少陽小柴胡湯乃知項强多兼陽明少陽不可執認太陽也 參緒論

体痛

風寒客于太陽而身痛但拘急耳中濕則身痛不能轉側陰毒身痛則体勢沉重宛如被杖以此別之若汗後脉沉遲体痛者又宜温之中暍身疼者白虎湯清之裏寒外熱身疼者先當救裏而後攻表寒在三陰則脉沉身疼風在三陽則支節煩疼四逆柴胡之剤可不審哉 參準繩

身痛未汗屬表實宜麻黄湯汗後身痛屬表虛宜桂枝新加湯若身痛尺脉遲是血少營弱不

足雖未經汗不可發汗宜建中湯加歸耆以補營血也風濕身痛令人一身盡痛不能轉側筋脉牽引煩疼不寧宜桂枝附子湯少陰身痛則脉沉四肢逆冷宜附子湯厥陰身痛厥逆汗出不止下利清穀宜四逆湯

◎正太陽古法

凡風寒初感先入皮毛肌表外症便有頭痛項強身痛腰痛骨節煩痛發熱惡寒此皆太陽經之見症◎如無汗而脉浮緊此營衛俱強而表實也用麻黃湯以發表使營衛之邪從皮毛而出則諸症自除矣◎如脉浮而弱汗自出者此

營强衛弱而表虛也用桂枝湯以解肌使營衛和而邪自解矣◎如不汗出而煩躁此内有伏火為外寒所欝也宜大青龍湯外散表寒内清裡熱則表裡俱解矣◎若表不解欬而微喘發熱不渴者此心下有水氣不得化汗干肺而喘欬也宜小青龍湯以行水發汗喘加杏仁以下氣如小便不利小腹滿去麻黄加茯苓以行水也◎若身熱無汗口渴而喘者此外寒束内熱也宜麻杏甘石湯以解肺分之邪其喘立止◎如感寒而喘桂枝加厚朴杏仁湯主之◎如身與骨節俱不疼痛獨頭項痛而背强牽引几几

脉浮惡風無汗者此風傷於太陽筋脉也風能劫液其牽引之狀即爲痙之端宜葛根湯主之以解肌表之風邪而生陽明之津液則筋脉舒而無牽引之患矣○如汗後表熱未解脉浮数煩渴引水而小便不利者此熱結膀胱水停下焦也五苓散微汗以利之○如八九日過經不解發熱惡寒如瘧狀一日二三發其人不嘔非少陽也便清自可無裡熱也面有赤色微邪未解也身痒者邪在皮膚中欲出不得也宜小汗之桂枝麻黄各半湯若有汗者宜桂枝二麻黄一湯熱多寒少宜桂枝二越婢一湯○若不汗

安下瘀熱在裏但頭汗出小便不利身体發黄此太陽誤治變症也麻黄連翹赤小豆湯主之以分解表裏使濕熱之邪一從麻黄發汗而出太陽之表一從赤小豆連翹根之利小便而出太陽之裏黄自退矣 以上叅傷寒指掌

◎太陽陽明 新法

风風寒初感便見頭痛發熱恶風恶寒腰痛骨痛脉来浮緊或浮緩口不渴舌润無苔者此風寒客於太陽陽明營衛之间也因非太陽正病故項不强耳治宜辛散羌防芎芷蘇葉朴陳葱姜之類温中散寒則食化而表解矣若恶寒甚

而寸関脉沉遲者寒邪重也宜麻黄桂枝等辛温汗之若飽悶悪食右関脉短滑者胃中停食也兼消導査肉麥芽神麯之類 風寒

如見舌胎白而燥或兼微黄口渴便赤脉来浮滑者此太陽感寒陽明有火也或風熱之邪客於陽明之表也均宜凉散以羌防葛根連翹黄芩梔子之類清熱解表 風熱

如初起悪寒即發熱不已目赤多眵舌胎焦刺口渴多飲唇皴齒燥脉来洪滑此内有伏火外感新邪而發當以陽明為主治宜凉解之如犀角連翹黄芩薄荷梔子豆豉淡竹葉之類如兼

頭痛惡寒可加羌活以撤太陽之邪自能得汗而解若用風藥發表則液燥火熾反無汗而加劇矣　風火

太陽少陽　新法

凡人腠理疏豁其邪即從太陽而入少陽蓋少陽本屬相火溫邪與相火同氣相招也如見舌胎白中帶紅外症頭痛身熱口苦眼赤多眵脇痛耳鳴脉浮弦而數此木火之邪當從少陽治宜柴芩連翹梔子牛蒡薄荷木通等解之如未解加鮮生地丹皮鈎籐池菊之類清之　風溫

太陽兼肺　新法

凡感外邪頭痛惡寒發熱而兼咳嗽音此傷風之重症傷寒之輕症也蓋肺主皮毛太陽主一身之表原相聯屬但兼咳嗽則邪外傳于肺而解不致傳裡故為輕症主治以手太陰為主如寒邪重則舌潤不渴宜六安煎加羌活蘇葉之類汗之如寒天兼喘氣口脉閉加麻黃肺受寒邪如發熱頭痛咳嗽外雖惡寒而口渴舌燥此肺有火邪而太陽感寒也宜羌活前胡桑杏羚羊薄荷黃芩貝母橘紅桔梗之類外散寒邪內清肺火兼喘者火為寒鬱麻杏甘石湯妙寒包火

太陽太陰 新法

凡人之胃陽充旺則風寒之入只在陽經盤旋不致直入三陰若胃陽一虧則寒中太陽而太陰脾經亦與之同時並受如發熱惡寒即兼泄瀉者是也必舌潤不渴脉來沉緩法當溫中散寒宜羌活紫蘇厚朴焦粬陳皮木香茯苓炙草之類外散寒邪內和脾胃俾得微汗利止身涼而愈如感之輕則寒熱泄瀉治法亦同　傷寒

○太陽少陰　新法

胃陽為三陰之障陽氣一虛則寒邪即能襲入三陰然腎氣不虛則少陰不致受邪若腎氣一虛則坎中之陽不足以禦陰邪即從太陽而入

於腎凡見太陽表症而脉沉細肩背惡寒大便
不實小便清白者此即太陽與少陰俱病重症
也法當温裡散寒宜桂枝湯加當歸酒炒山藥
乾姜獨活細辛胡桃之類温腎逐邪若目戴眼
上視氣促而喘或角弓發痙尤為危候景岳所
謂太陽未解少陰先潰是也須大温中飲主之
冀其回陽作汗庶有生機　傷寒

傷寒從新卷一終

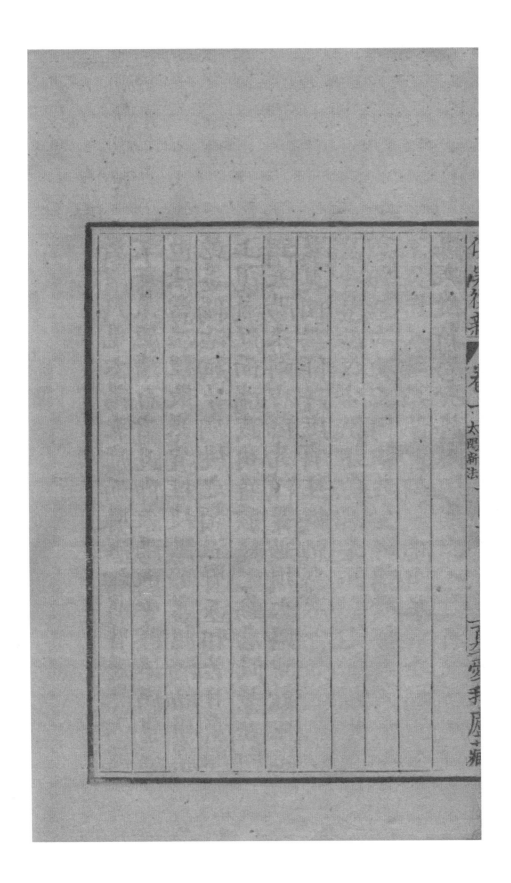

傷寒從新 四

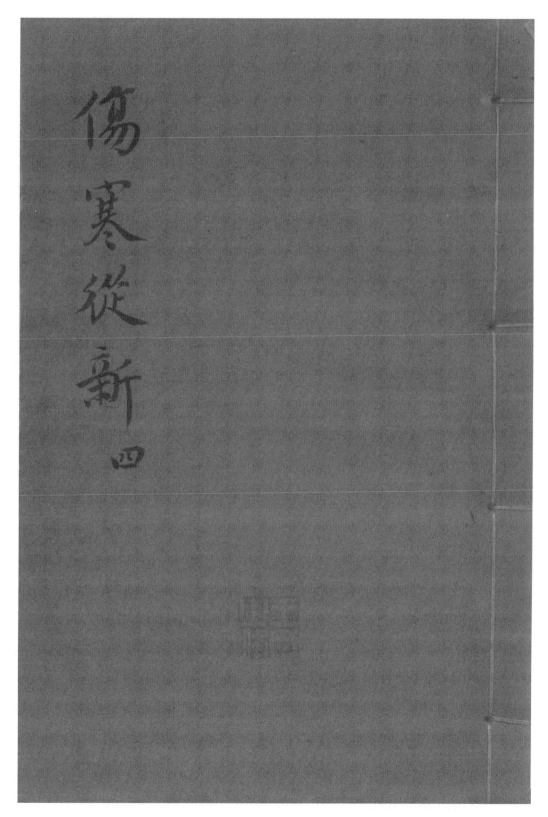

傷寒從新卷二

廣苕溪王少峰輯學

受業　張子菴校字

太陽中篇目錄

論太陽犯本大意

太陽統攝之榮衛乃風寒始入之兩途風則傷衛寒則傷榮衛氣慓疾統氣而行脉外其用疏泄而屬陽邪之犯也易故其犯之也則有汗為虛邪榮氣專精統血而行脉中其体

固密而屬陰邪之犯也難故其犯之也則無汗為實邪夫冬固寒令也然春月餘寒秋末早寒皆能致病但有無汗實邪證候顯然即可謂之傷寒不必盡屬隆冬也然太陽經也膀胱府也由經視府則為表而府為裡矣上篇用桂枝湯解肌所以治風傷衛之表也而未及衛分之裏故此篇又立五苓散一方佐桂枝以和衛分之裏焉上篇用麻黃湯發汗所以治寒傷榮之表也而未及榮分之裏故此篇又立桃核抵當方佐麻黃以攻榮分之裏焉至於汗下失宜過之則傷正而虛其陽

五十一

不及則熱熾而傷其陰虛其陽則從少陰陰化之證多以太陽少陰為表裏也傷其陰則從陽明陽化之證多以太陽陽明遞相傳也凡風傷衛寒傷榮榮衛俱傷宿病禁汗已列上篇茲以風傷衛犯本寒傷榮犯本疏為中篇使讀者先會大意於胸中斯臨證處方自不致誤矣 金鑑

風傷衛犯本證第一

、不解肌或誤汗病邪入裏主用五苓散兩解表裏一法

中風發熱六七日不解而煩有表裏證渴欲飲

水水入即吐者名曰水逆五苓散主之多飲煖水汗出愈

金鑑曰中風發熱六七日不解而煩者是有表證也渴欲飲水水入則吐者是有裡證也若渴欲飲水水入即消如五十三條之胃乾少少與之飲令胃和則愈今渴欲飲水水入不消上逆而吐故名曰水逆原其所以吐之之由則因邪熱入裏與飲相摶三焦失其蒸化而不能通調水道下輸膀胱以致飲熱相格於上水無去路於下故水入則吐小便必不利也宜五苓散辛甘淡滲之品外解內利

多服煖水令其汗出尿通則表裡兩解矣

方有執曰中風發熱必自汗出六七日不解而煩者汗出過多亡津液而内燥也表以外證未罷言裡以煩渴屬府言欲飲水者燥甚而渴希救故也水入則吐者伏飲内作故外水不得入也蓋飲亦水也以水得水瀉溢而為格拒所以謂之水逆與五苓散兩解表裡汗出而愈也

喻昌曰傷風證原有汗以其有汗也延至日久不行解肌之法汗出雖多徒傷津液表終不解轉增煩渴邪入於府飲水則吐者名曰

水逆乃熱邪挾積飲上逆故外水格而不入也服五苓散後頻溉熱湯得汗則表裡俱解蓋表者陽也裏之屬府者亦陽也所以一舉兩得也然亦以未經誤治邪不內陷故易為力耳膀胱為津液之府用五苓通調水道則火熱自化而津液得全矣

柯琴曰表熱不解內復煩渴者因於發汗過多反不受水者是其人心下有水氣因離中之真水不足則膻中之火用不宣邪水凝結於內水飲拒絕於外既不能外輸於元府又不能上輸於口舌亦不能下輸於膀胱此水

逆所由名也勢必藉四苓輩味之滲者以滲泄其水然水氣或降而煩渴未必除表熱未必散故必藉桂枝之辛温入心而化液更伏煖水之多服推陳而致新斯水精四布而煩渴解輸精皮毛而汗自出一汗而表裡頓除又大变乎麻黄桂枝葛根青龍等法也○五苓因水氣不舒而設是小發汗不是生津液是逐水氣不是利水道○煖水可多服則逆者是冷水熱淫于内故不受寒反與桂枝煖水是熱因熱用法

尤在涇曰太陽風邪至六七日之久而不解

則風變熱而傳裡故煩而渴有表裡證即身熱煩渴之謂渴欲飲水水氣不行而反上逆則吐名水逆者言因水氣而逆非火逆氣逆之謂故當以五苓散辛甘淡藥導水而泄熱也

章楠曰此即明外邪内水之證治也發熱六七日外不解而煩者風邪化熱而内侵也故曰有表裏證内熱而渴欲飲水飲多不消再入則吐名水逆也用五苓散白朮崇土以制水二苓澤瀉下氣以泄水佐桂枝外通太陽以散風邪内化膀胱以利水道經腑兼治再

多飲暖水助藥氣以通行表裏則小便暢而汗出愈相傳方中有用桂者有用枝者若有表證當用桂枝為是此與小青龍證相類而不同彼外風寒而內水飲此風邪化熱侵內而挾水也

徐大椿曰水入則吐胸中有水則不能容水矣桂枝治表餘四味治裏表裡俱到

舒詔曰此條非太陽府證不當用五苓散所言中風發熱六七日不解而煩有表裡證法當用桂枝以其表石羔以除其煩若兼渴欲飲水水入則吐者更加砂仁半夏散逆止吐

於五苓散何取乎若太陽經邪傳府則必口渴而小便不利方可用五苓散通調水道消熱回津否則非法也

此條傷寒論輯義第七十七條卷二第二冊

五苓散方

猪苓 十六銖 去皮　澤瀉 一兩六銖　白朮 十八銖

茯苓 十六銖　桂枝 半兩 去皮

右五味擣為散以白飲和服方寸匕日三服多飲煖水汗出愈如法將息

金鑑曰五苓散乃太陽邪熱入府水氣不化膀胱表裡藥也一治水逆水入則吐一治消

渴水入則消夫膀胱者津液之府氣化則能出矣邪熱入之與水合化為病若水盛於熱則水壅不化水蓄於上故水入則吐乃膀胱之氣化不行致小便不行也若熱盛於水則水為熱灼水耗於上故水入則消乃膀胱之津液告竭致小便無出也二證皆小便不利故均得而主之若小便自利者不可用恐重傷津液以其屬陽明之裡故不可用也由此可知五苓散非治水熱之專劑乃治水熱小便不利之主方也君澤瀉之鹹寒鹹走水府寒勝熱邪佐二苓之淡滲通調水道下輸膀

胱則水熱並瀉也用白朮之燥濕健脾土為之隄防以制水也用桂枝之辛溫宣通陽氣蒸化三焦以行水也澤瀉得二苓下降利水之功倍則小便利而水不蓄矣白朮藉桂上升通陽之效捷則氣騰津化渴自止也若發熱不解以桂易桂枝服後多服煖水令汗出愈是知此方不止治停水小便不利之裡而猶解停水發熱之表也加入參名春澤湯其意專在助氣化以生津加茵蔯名茵蔯五苓散治濕熱發黃表裡不實小便不利者無不效也◎此條謂有表裡證者非發熱有汗口

乾煩渴水入則消小便自利太陽陽明之表裡證也乃發熱無汗口渴煩渴水入則吐小便不利太陽膀胱之表裡證也此病雖未發明無汗小便不利之證若汗出小便利則渴飲之水得從外越下出必無水逆之證仲景用五苓散多服煖水令汗出愈其意在利水發汗故知必有無汗小便不利之證

程應旄曰太陽為標膀胱為本中風發熱標受邪也六七日不解標邪轉入膀胱矣是謂犯本五苓散與麻黃桂枝二湯雖同為太陽經之藥一則解肌而治表一則利小便而治

裏表與本所主各有别矣

周揚俊曰膀胱者太陽府也經云州都之官津液藏焉氣化則能出矣故府熱具則津液耗五苓利水者也水蓄於中而致逆者固當用之今津液耗而為渴為小便不利亦因以利其水何歟蓋惟熱欝膀胱故何液耗欲令津回而潤非先滌其熱不可也於是茯苓走氣分猪苓走血分澤瀉味鹹寒分理陰陽使極赤極黃之小便從此去矣用白朮者生津止渴也用桂者熱因熱用也設外邪未解仍從桂枝乃知此湯為渴而小便不利者主也

若但小便不利則茯苓甘草湯足矣若但渴而無表則四苓足矣學者可不會聖人立法之旨耶

、柯琴曰猪苓色黑入腎澤瀉味鹹入腎具水之体茯苓味甘入脾色白入肺清水之源桂枝色赤入心通經發汗為水之用合而為散散于胸中則水精四布上滋心肺外溢皮毛通調水道一汗而解矣本方治汗後表裡俱熱燥渴煩躁不眠等症金同白虎所異者在表熱未解及水逆與飲水多之變症耳若謂此方是利水而設不識仲景之旨矣若謂用

此以生津液則非滲泄之味所長也

王晉三曰豬苓澤瀉相須藉澤瀉之鹹以潤下茯苓白朮相須藉白朮之燥以升精脾精升則濕熱散而小便利欲利小便又難越膀胱一腑故以桂熱因熱用內通陽道使太陽裡水引而竭之當知是方專治留著之水滲於肌肉而為腫滿者若水腫與足太陰無涉者又非對證方也

章楠曰此方在傷寒門為兼治太陽經府之病應用桂枝故論曰中風發熱六七日不解而煩有表裡證可知當用桂枝以行表故又

言汗出愈不然二苓澤瀉下泄之力勝焉能使其行表出汗乎若無表證宜用肉桂則其化氣行水之功更勝也是方無論用桂用枝皆為宣化三焦之法卻非太陽之主方何也以三焦司一身表裡升降之氣內自脾胃外達肌膚必由三焦轉輸故三焦氣和則內外通利二便自調然其升降之機又在脾之健運故此方用朮健脾以桂通陽陽氣運化水道流行乃以二苓澤瀉導入膀胱而泄所以經言三焦者水道出焉屬膀胱而膀胱為三焦之下游也又曰氣化則能出矣謂三焦之

氣宣化而膀胱之水方能出也故仲景又用此方治霍亂霍亂脾胃病也因三焦氣阻不得升降而致吐利交作則其非太陽主方理可見矣若治霍亂當用肉桂為宜◎水腫之證種多不同義詳内經然其因滞於足太陰脾者為多蓋水之泛濫多由土弱失制之故也則五苓散又可為治水病之標準

汪訒菴曰二苓甘淡入肺而通膀胱為君茯苓走氣分猪苓走血分澤瀉鹹寒入腎而走膀胱為臣蓋益土所以制水故以白朮健脾去濕為佐膀胱者州都之官津液藏焉氣化

則能出矣故以肉桂辛熱爲使引入膀胱以化其氣使邪皆由小便而出也
舒詔曰太陽腑證乃爲氣化不行是病在氣分不當用血分之藥仲景必不用猪苓於五苓散之中疑是叔和之錯予意當用桔梗開肺氣乃可使膀胱轉運而行其化故曰桔梗能通天氣於地道也再按太陽府證有蓄熱二端適值膀胱有尿熱邪入而搏之則少腹滿爲蓄尿若無熱邪入無所搏則少腹不滿爲蓄熱蓄尿者用肉桂温以化之蓄熱者去肉桂加滑石以瀉熱利水

徐大椿曰服散取其停留胸中多飲煖水取其氣散榮衛

呂震名曰此方治太陽表病不解邪陷入府凡渴而小便不利者宜之亦兩解表裏之法也以其有表證故用桂枝主表而化氣以其有裡證故用澤瀉二苓主裡而利水水不下趨勢必上泛故用白朮奠安太陰以土制水此方不宜湯而宜散以散能逗遛中焦通調水道更借多服煖水之力使水精四布上輸下注熱解津回則小便利而渴自止矣　按渴欲飲水有類白虎加人參證何以彼宜白

虎此宜五苓蓋白虎主治陽明經熱五苓主清太陽府熱白虎證脉洪大是表證已解五苓證脉浮數表證未解以此為辨○諸家皆以導濕滲乾釋五苓之取義但以桂枝之辛温苓澤之滲洩即白朮亦主燥脾與生津潤燥之義全不相涉而渴證宜之何也蓋此證由經入府水蓄於下不能輸津於上故治渴必先治水且散服而多飲煖水自有輸精散布之功

王肯堂曰苓者令也通行津液尅伐腎邪專為號令者苓之功也五苓之中茯苓為主故

曰五苓散内經曰淡味滲泄為陽水飲内蓄須滲泄之必以甘淡為主故以茯苓甘平為君豬苓甘平為臣雖甘也終歸甘淡脾惡濕水飲内蓄則脾氣不治益脾勝濕必以甘温為助故以白朮甘温為佐内經曰鹹味滲泄為陰泄飲導溺必以鹹為助故以澤瀉為使水蓄不行則腎氣燥内經曰腎惡燥急食辛以潤之散濕潤燥必以桂枝辛熱為使

此方傷寒論輯義第七十四條卷二第二本

、汗後水氣上逆有禁更汗增滿一法

發汗後水藥不得入口為逆若更發汗必吐下

不止

喻昌曰此一條從来諸家錯會扯入桂枝四禁謂已桂枝致逆若更用桂枝則其變愈大粗疎極矣蓋為逆是言水逆未嘗説到其變愈大為凶逆也且原文不云更與桂枝而云更發汗者見水藥俱不得入則中滿已極更發汗以動其滿凡是表藥皆可令吐下不止不獨是桂枝當禁所以仲景於太陽水逆之證全不用表藥惟用五苓散以導水服後隨溉熱湯以取汗正與此條互相發明也設只單禁桂枝將麻黄葛根柴胡等類在所不禁

而誤用以致吐下不止恬不知為犯禁矣噫斯道之不明小者且然況其大乎

張路玉曰水藥不得入口為逆若更發汗必吐下不止言水逆也若更發汗必吐下不止者以其原有蓄積痰飲發汗徒傷胃中清陽之氣必致中滿若更與發汗則水飲上蒸而為吐逆下滲而為洩利矣凡發汗皆然不獨桂枝當禁所以太陽水逆之證不用表藥惟五苓散以導水服後隨溉熱湯以取汗所謂兩解表裏之法也

柯琴曰陽重之人大發其汗有升無降故水

藥拒膈而不得入也若認為中風之乾吐傷寒之嘔逆而更汗之則吐不止胃氣大傷矣此熱在胃口須用梔子湯瓜蒂散因其勢而吐之亦通因通用法也五苓散亦下剤不可認為水逆而妄用之

尤在涇曰發汗後吐逆至水藥不得入口者必其人素有積飲乘汗藥升浮之性而上行也是當消飲下氣雖有表邪不可更發其汗設更發之重傷陽氣其飲之在中者不特上逆而仍吐嘔亦且下注而成泄利矣

周揚俊曰水藥不得入口為逆其人素有瘦

飲清陽之氣久虛者誤汗則風藥挾飲結聚上焦以致水藥拒格不入也若更汗不使津液愈傷水飲愈逆耶逆則必吐吐則必泄蓋上氣虛而下竅亦開肺與大腸為表裡也設使竟服桂枝何至為逆後服五苓又何至吐下不止乎

舒詔曰此證胃陽素虛夙有寒飲悞汗則陽氣外越內飲乃隨陽藥上升結聚胸中以致水藥不得入口為逆若更發汗則陽愈耗而陰愈動斯水飲之逆者必至上下奔迫無度矣假令始初即以制飲散逆之品加入發汗

藥內必無此逆

章楠曰水漿不得入口其中寒氣逆甚矣更發其汗使三焦之氣有升無降必吐而不止勢將亡陽上脫矣

成無已曰發汗後水藥不得入口爲之吐逆發汗亡陽胃中虛冷也若更發汗則愈損陽氣胃氣大虛故吐下不止

程應旄曰發汗後見此者由未汗之先其人已是中虛而寒故一誤不堪再誤

汪琥曰汗多亡陽胃中元氣虛不得消水此治之之逆謂治不以理也補亡論常器之云

可與半夏茯苓湯

陳脩園曰更有與五苓證之水逆相似者尤不可混發大汗之後水藥不得入口以汗本於陽明水穀之氣而成今以大汗傷之則胃氣大虛不能司納如此此為治之之逆若不知而更發其汗則胃虛陽敗中氣不守上下俱脱必令吐下不止此與五苓證之水逆何涉哉

此條傷寒論輯義第八十條卷二第二冊金鑑無此條

、不解肌誤用汗藥病邪入裡仍用五苓双解

五十三

表裡一法

太陽病發汗後大汗出胃中乾煩燥不得眠欲得飲水者少少與之令胃氣和則愈若脉浮小便不利微熱消渴者與五苓散主之

金鑑曰太陽病發汗後或大汗出皆令人津液内竭胃中乾煩躁不得眠欲得飲水當少少與之以滋胃燥令胃和則可愈也倘與之飲胃仍不和若脉浮小便不利微熱消渴者則是太陽表邪未罷膀胱裏飲已成也經曰膀胱者津液之府氣化則能出矣今邪熱薰灼燥其現有之津飲水不化絕其未生之液

津液告匱求水自救所以水入即消渴而不止也用五苓散者以其能外解表熱內輸水府則氣化津生熱渴止而小便利矣

張兼善曰白虎治表證已解邪傳裡而煩渴者今脉浮身有微熱而渴乃表邪未得全解故用五苓藉桂枝之辛散和肌表以解微熱也朮澤二苓之淡滲化水生津以止燥渴也

喻昌曰脉浮當用桂枝何以變用五苓耶蓋熱邪得水雖不全解勢必衰其大半所以熱微兼小便不利證成消渴則蓄飲證具故不從單解而從兩解也凡飲水多而小便少謂

之消渴裏熱飲盛不可單用桂枝解肌故兼以利水惟五苓有全功耳

程應旄曰微熱字對五十一條發熱字看彼以發熱在表則知邪本未深故邪熱蓄而拒水此曰微熱則表熱邪本已深故熱邪結而耗液所以不惟與水與五苓主治而有別前五苓主治後五苓主治亦俱有別也

章楠曰大汗而津氣外泄則胃中干燥胃不和則卧不安故煩躁不得眠也水為天一之精少少與飲如微雨潤土則胃氣和而病可愈若脉浮者表邪未淨故身有微熱氣鬱水

停故小便不利水過陽氣不得化津而升故消渴主以五苓散崇土化氣通經泄水水泄氣行表裡通達外邪自解津液輸布消渴即止此條證治五苓散當用桂枝取其通經化氣為治太陽經府之法也

柯琴曰妄發其汗津液大洩故胃中乾汗為心液汗多則離中水虧無以濟火故煩腎中水衰不能制火故躁精氣不能遊溢以上輸于脾脾不能為胃行其津液胃不和故不得眠內水不足須外水以相濟故欲飲水此便是轉屬陽明症水能制火而潤土水土合和

則胃家不實故病愈但勿令恣飲使水氣為患而致作喘等症也所以然者其人內熱尚少飲不能多勿多與耳如飲水數升而不解者又當與人參白虎湯矣若發汗後脉仍浮而微熱猶在表未盡除也雖不煩而渴特甚飲多即消小便反不利水氣未散也傷寒者傷於冬時寒水之氣太陽衛外之陽微不足以禦邪故寒水得以內侵所以心下有水氣胸中之陽又不足以散水氣故煩渴而小便不利耳小便由于氣化肺氣不化金不生水不能下輸膀胱心氣不化離中水虛不能下

交于坎必上焦得通津液得下桂枝色赤入丙四苓色白歸辛丙辛合為水運用之為散散于胸中必先上焦如霧然後下焦如瀆何有煩渴癃閉之患哉要知五苓重在脉浮微熱不重在小便不利

尤在涇曰傷寒之邪有離太陽之經而入陽明之府者有離太陽之標而入太陽之本者發汗後汗出胃乾煩躁飲水者病去表而之裡為陽明府熱證也脉浮小便不利微熱消渴者病去標而之本為膀胱府熱證也在陽明者熱能消水與水即所以和胃在膀胱者

水與熱結利水即所以去熱多服煖水汗出者以其脉浮而身有微熱故以此兼徹其表昔人謂五苓散為表裡兩解之劑非以此耶按古法從經府言則太陽為經而膀胱為府從標本言則太陽為標膀胱為本病去太陽而之膀胱所以謂之太陽傳本也然膀胱本病有水結血結之不同水結宜五苓散導水泄熱血結宜桃核承氣及抵當湯丸導血除熱其如下文

程郊倩曰熱在上中二焦者胃中乾是也其人小便光利熱在下焦者熱入膀胱是也其

人小便必不利如胃中乾煩躁不得眠而小便自利欲飲水者少少與之以潤胃氣和則愈不可更用五苓散重去其津液也若熱在下焦自爾小便不利顧其間又有辨焉熱入而蓄邪水者則水氣必挾熱上升而致格水如前條水入則吐者是也用五苓散以開結利水也若脉浮小便不利微熱消渴者熱蓄膀胱不格水者無邪水之蓄也亦用五苓者取其化氣回也

紉諮曰此因多汗而奪液成燥者原無裡燥故不必白虎諸法但飲水可潤也上條言中

五十四

風是風傷衛也風性上行故為水逆此條是
寒傷營也寒性下行故為消渴
此條傷寒論輯義第七十四條卷二
徐大椿曰胃中乾而欲飲此無水也與水則
愈小便不利而欲飲此蓄水也利水則愈同
一渴而治法不同蓋由同一渴而渴之象及
渴之餘症亦各不同也
、服麻黃湯得汗後脉浮數而煩加渴者宜兩
解表裡五苓散一法
發汗已脉浮數煩渴者五苓散主之
、金鑑曰脉浮數之下當有小便不利四字若

無此四字則為陽明内熱口燥之煩渴白虎湯證也以其有小便不利煩渴則為太陽水熱瘀結之煩渴五苓散證也況無小便不利證而用五苓散則犯重竭津液之禁矣太陽上篇類此證者數條惟一條水入即吐水不下行故無小便不利之文此條應有小便不利四字　又曰發汗已為太陽病已發過汗也脉浮數知邪仍在表也若小便利而煩渴者是初入陽明胃熱白虎湯證也今小便不利而煩渴是太陽府病膀胱水蓄五苓證也故用五苓散如法服之外疏内利表裡均得

解矣

方有執曰已者言發汗畢非謂表病罷也煩渴者膀胱水蓄不化津液故用四苓以利之浮數者外表未除故憑一桂以和之所以謂五苓能兩解表裡也

喻昌曰脈浮數而煩渴則津液為熱所耗而內燥裡證具矣津液內耗宜用四苓以滋其內而加桂以解其外也然既云兩解表裡之邪熱則五苓散中朮用蒼桂用枝從可推矣

尤在涇曰發汗已脈浮數煩渴者太陽經病傳府寒邪變熱之候故與五苓散導水泄熱

王宇泰云太陽經也膀胱府也膀胱者溺之室也故東垣以渴為膀胱經本病然則治渴者當瀉膀胱之熱瀉膀胱之熱者利小便而已矣然府病又有渴與不渴之異由府陽有盛與不足之故也渴者熱盛思水水與熱得故宜五苓散導水泄熱不渴者熱雖入裡不與水結則與茯苓甘草湯行陽化氣此膀胱熱盛熱微之辨也

舒詔曰浮數者表脉也煩渴者裡有熱也宜用石羔然必小便不利方可合用五苓散否則不可用也

柯琴曰此條有表裡之脉五十一條有表裡之證互相發明五苓双解之義雖經發汗而表未盡除水氣内結故用五苓若無表症當用白虎加人參湯矣○傷寒發汗解復煩而脉浮数者熱在表未傳裡也故用桂枝湯此更加渴則熱已在裡而表邪未罷故用五苓散○脉浮而数者可發汗病在表之表宜麻黄湯在表之裡宜桂枝湯病在裡之表宜五苓散若病裡之裡當用猪苓湯但利其水不可用五苓散兼發其汗矣要知五苓是太陽半表半裡之剤歸重又在半表

、章楠曰發汗已而煩渴因津氣外泄也既無停飲小便不利之證何以反用五苓散利水以耗津液乎良以汗後表解其脉應平為因升散太過故脉反浮數而津液隨氣外越如水泛濫無歸故而煩渴脾主為胃行津液者也故以白朮助脾氣之轉輸二苓瀉導陽氣下行佐桂枝通太陽之經使浮越之氣斂而就下則津液復歸於內而煩渴自止脉亦平矣此方是通行表裡以化三焦之氣不僅利水而已

、徐大椿曰汗不盡則有留飲

陳脩園曰胃乾之煩渴當以五苓散爲禁劑矣而審係脾不轉輸之爲渴雖無微熱與小便不利症而治以五苓散則一也發汗之後表邪亦已邪已則脉當緩今脉不緩而浮數以汗爲中焦水穀之氣所化汗傷中氣則變其沖和之象也煩渴者汗傷中氣脾不轉輸而水津不能布散也以五苓散主之蓋五苓散降而能升山澤通氣之謂也通即轉輸而布散之不專在下行而滲泄也

程郊倩曰知五苓散爲太陽犯本而設則不特風傷衛主之而寒傷營亦主之矣以風脉

只浮寒脉浮數風尚熱微而渴寒則熱煩而渴所以然者膈虚熱入液涸增煩也脉表證裡知非陽明之裡而仍是膀胱之裡津液不輸故表裡不解亦五苓散主之只從標本分淺深而營與衛之淺深不必分矣此條無小便不利證而主五苓散者亦取其化氣回津從膀胱裡分出其熱勢也

此條傷寒論輯義第七十五條巻二第二本

、服麻黄湯得汗後具兩解證不渴者用藥宜裡少表多一法

五十五

傷寒汗出而渴者五苓散主之不渴者茯苓甘

草湯主之

金鑑曰此申上條或渴而不煩或煩而不渴者以别其治也傷寒發汗後脉浮數汗出煩渴小便不利者五苓散主之今惟曰汗出者省文也渴而不煩是飲盛於熱故亦以五苓散主之利水以化津也若不煩且不渴者是裡無熱也惟脉浮數汗出小便不利是榮衛不和也故主茯苓甘草湯和表以利水也

鄭重光曰傷寒本無汗汗因發而出也上條煩而渴此條但渴不煩裡證校輕治亦不殊若更不渴則內無燥裡病少而表證猶多也

故用桂枝湯之三五苓散之一示三表一裡之意易名曰茯苓甘草湯者乃桂枝五苓之变制也

程郊倩曰夫水氣作渴與熱蒸作渴不同其治者以寒温各别也不知太陽水氣作渴更有表分裡分之不同如傷寒汗出而渴一證雖不慮其混入青龍正恐其混入白虎若屬津液不下行以致陽邪上壅者則五苓散證水則從表裡以别青龍以其為膀胱本經之水非客水也熱則從上下以别白虎以其為膀胱畜熱挾水氣上升非肺胃鬱蒸之熱也

主治不可或誤至若渴與不渴者則陽虛便防陰盛此汗近於魄汗其中伏有厥逆筋惕肉瞤之證故用茯苓甘草之甘以益津液而補心以桂枝生薑之辛助陽氣而行衛雍水氣則同而邪漸向陰則熱從寒化前法俱在範圍之外矣二證俱有小便不利證而熱畜膀胱與寒畜膀胱虛實不同則又從渴與不渴處辨之蓋法中旁及其法也　評曰觀厥陰條厥而心下悸者用茯苓甘草湯治水則知此條之渴與不渴有陽水陰水之別有水而渴汗屬陽氣升騰有水不渴而汗屬陰液

失統茯苓甘草湯用桂姜者行陽以統陰也陰即水也

喻昌曰傷寒以無汗故煩汗出則不煩可知矣但汗出而渴則上條五苓兩解表裡之法在所必用若汗出而并不渴則裡證本輕故用桂枝湯中之三五苓湯中之一少示三表一裡之意

張路玉曰汗出而渴者用五苓散以邪氣犯本必小便不利也若汗不渴而小便雖不利知邪熱騣騣欲犯膀胱而猶未全犯本也

柯琴曰汗出下當有心下悸三字有後條可

知不然汗出而渴是白虎湯症汗後不渴而無他症是病已差可勿藥矣二方皆因心下有水氣而設渴者是津液已亡故少用桂枝多服煖水微發其汗不渴者津液未亡故仍用桂加減更發其汗上條言症而不及治法此條言方而症不詳當互文以會意也

周揚俊曰汗出兼渴明明中風言寒互詞也夫外症未罷而熱邪已入膀胱於渴可知矣熱入府者其氣必結仲景即不言而其理已在言表故於五苓中易桂枝於前條急導上焦之水者已轉為兩解表裡之用矣至若不

渴則似無裡證人但知汗出仍在殊不知小便不利亦仍在也故改用茯苓甘草湯一法非專外解無取芍藥之酸收更不見渴又無取於白朮之生津也

舒詔曰此承上文仍俱有脉浮數者而煩在內原文汗出二字有悞疑是無汗否則不當用桂枝生姜也

章楠曰汗出而心下悸者其故有二渴者素有停飲因發汗升陽使飲動凌心而悸停飲反遏其陽氣不能化津則渴也故主五苓散培土泄水兼通經化氣水泄則悸止氣化則

津生而渴解也其不渴者發汗傷心液心虛而悸故用茯苓甘草佐桂枝生姜辛甘化陽生津液以補心也若臍下悸欲作奔豚是腎邪動故用棗培土以制水也

徐大椿曰傷寒汗出而渴者五苓散主之桂枝止汗餘四味止渴

此條傷寒論輯義第七十六條卷二

茯苓甘草湯方

茯苓 二兩　桂枝 二兩去皮　甘草 一兩炙

生姜 三兩切

右四味以水四升煮取二升去滓分溫三服

金鑑曰是方乃倣桂枝五苓二方之義小制其法也有脉浮數汗出之表故主以桂枝去大棗芍藥者因有小便不利之裡恐滯斂而有礙於癃閉也五苓去朮澤猪苓者因不渴不煩裡飲無多惟小便一利可愈恐過於燥滲傷陰也

汪琥曰五苓散茯苓甘草湯二方皆太陽標本齊病表裡兼主之劑何謂標太陽經是也何謂本膀胱之府是也經在表本在裡五苓散邪已入府表證已微故方中祇用桂枝一味以主表其餘四味皆主裏之藥也茯苓甘

草證邪猶在經裏證尚少故方中祗用茯苓一味以主裏其餘三味皆主表之藥也
柯琴曰此方從桂枝加減水停而悸故去大棗不煩而厥故去芍藥水宜滲洩故加茯苓既云治水仍任姜桂以發汗不用猪澤以利小便者防水漬入胃故耳與五苓治煩渴者不同法
周揚俊曰論本條雖云傷寒實傷風也汗出而渴即表證仍在而膀胱熱入刼去津液故為渴則其氣不化而水導不出意在言表矣五苓滌熱者也假使汗出不渴但小便不利

則雖不利而非極亦極熱者可知故無取於猪澤之寒鹹白朮之生津止渴矣若府邪十居二三表邪仍現六七因於桂枝湯中減桂枝去芍棗加茯苓內外兩解固輕且活總之裡證多者裡藥勝非五苓不為功表邪多者表藥勝并芍棗亦可去

王肯堂曰茯苓甘草之甘益津而和衛桂枝生姜之辛助陽氣而解表

徐大椿曰此方之義從未有能詮釋者汗出之後而渴不止與五苓人所易知也乃汗出之後並無渴症又未指明別有何症忽無端

而與茯苓甘草湯此意何居要知此處汗出二字乃發汗後汗出不止也汗出不止則亡陽在即當與以真武湯其稍輕者當與以茯苓桂枝白朮甘草湯更輕者則與以此湯何以知之以三方同用茯苓知之蓋汗大洩必以腎水上泛非茯苓不能鎮之故真武則佐以附子回陽此二方則以桂枝甘草斂汗而茯苓則皆為主藥此方之義不了然乎觀厥陰篇心悸治法益明

呂震名曰茯苓甘草湯即桂枝湯去芍藥大棗而加茯苓防水漬入胃而預杜其變也水

停心下因致悸故主茯苓為治水之主藥甘草載桂枝入心以固陽生姜佐茯苓溫中以散寒俾水之停於心下者得桂姜之辛溫而解而茯苓乃得建利水之功　五苓散用白朮理脾氣以輸精故渴者宜之此方用桂姜散水寒而逐飲故不渴者宜之　再按此方及五苓散並茯苓桂枝甘草大棗湯茯苓桂枝白朮甘草湯俱相類五苓散散太陽之水停苓桂朮甘湯泄太陰之水畜茯苓桂枝甘草大棗湯防少陰之水逆此方堵陽明之水漬數方增減不過一二味而主治各別也

此條傷寒論輯義第七十六條卷二

、當汗不汗反用水刼之法或邪入少陰之經或犯太陽之本主用文蛤與五苓輩一法

病在陽應以汗解之反以冷水潠之若灌之其熱被刼不得去彌更益煩肉上粟起意欲飲水反不渴者服文蛤散若不差者與五苓散身熱皮粟不解欲引衣自覆者若水以潠之洗之益令熱被却不得出當汗而不汗則煩假令汗出已腹中痛與芍藥三兩如上法

、金鑑曰病在陽謂病發於陽而身熱也此應以汗解之而反以冷水潠之灌之則身熱雖

被刼而暫却然終不得去故熱煩益甚也水寒外束膚熱乍凝故肉生膚粟熱入不深故意欲飲水反不甚渴也故以文蛤散內疏膚熱若不差與五苓散外解水寒則皮粟身熱當解矣若不解且惡寒引衣自覆是尚有表也當以桂枝湯汗解之假令服桂枝湯汗已出熱粟俱解而腹中增痛又為表已和裏未調也宜與桂枝湯倍加芍藥調裏以和其表若渴欲飲水而不腹痛則不須調太陰裏而仍當調太陽府矣宜仍取乎五苓也

、張路玉曰此條舊與小陷胸白散合為一條

殊不可解盖表邪不從表散反灌以水劫其邪必致內伏或入少陰之經或犯太陽之本故以二湯分主按文蛤為止渴聖藥仲景取治意欲飲水而反不渴者其意何居盖水與邪氣滲入少陰之經以其經脉上循喉嚨故意欲飲水緣邪尚在經中未入於裏故反不渴斯時不用鹹寒收陰瀉陽使邪留变熱必致大渴引飲也所以金匱云渴欲飲水不止者文蛤散主之則知文蛤專治內外水飲也服文蛤不差知邪不在少陰之經定犯膀胱之本當與五苓散無疑也自熱皮粟不解欲

引衣自覆者此熱在皮膚寒在骨髓也法當汗出而解反潠洗以水致令客熱内伏不出雖煩而復畏寒似渴而仍不渴似乎邪客少陰之經及與文蛤散不差其邪定匯膀胱故與五苓散兩解之法服藥汗出而腹中反痛者此又因五苓裡藥引陽邪内陷之故但陽邪内陷曷不用小建中而反與芍藥又云如上法何耶蓋平昔陰氣内虛陽邪内陷之腹痛當與小建中和之誤用承氣下藥致陽邪内陷之腹痛則宜桂枝加芍藥和之因五苓利水而引陽邪内陷之腹痛仍用五苓加芍

藥和之三法總不離乎桂枝芍藥也

尤在涇曰病在陽者邪在表也當以藥取汗而反以冷水潠之或灌濯之其熱得寒被刼而又不得竟去於是熱伏水內而彌更益煩水居熱外而內上粟起而其所以為熱亦非甚深而極盛也故意欲飲水而口反不渴文蛤鹹寒而性燥能去表間水熱互結之氣若服之而不差者其熱漸深而內傳入本也五苓散辛散而滲泄能去膀胱與水相得之熱若其外不鬱於皮膚內不傳于膀胱則水寒之氣必結於胸中而成寒實結胸寒實者寒

邪成實與結胸熱實者不同審無口燥渴煩等證見者當與三物白散温下之劑以散寒而除實也本文小陷胸湯及亦可服七字疑衍盖未有寒熱而仍用黄連括蔞者或久而變熱者則亦可與服之耳

方有熱日在陽謂表未罷熱未除也噀噴之也灌溉之也被蒙也言邪蒙冒於噀灌之水欝閉不散熱悗煩惱益甚也粟起言膚上粒起如粟水寒欝留於表而然也意欲得水而不渴者邪熱雖盛反為水寒所制也文蛤即海蛤之有文理者醎寒走腎而利水以之獨

專任者盖取督腎而行水也不差者水雖內清猶有外被者故用五苓散內以消之外以散之而兩解也

周揚俊曰身熱當以汗解反以冷水噀灌不惟不解其外復逼使之內入故內則增煩外則粟起勢所必至知其熱邪傳裡或陽明府或膀胱府俱未可定也乃試揣病情則意欲飲水而反不渴知其欲飲非為渴也喉間必有燥煩之狀而實少陰所循也故與文蛤之鹹寒以潤陰瀉陽似為的法假令不差則仍入膀胱府矣五苓又何疑耶

程郊倩曰且夫水之所禁不特內治不可誤即外治亦不可誤一誤而救之之法遂爾多端病在陽為邪在表也法當汗出而解反以冷水噀之若灌之寒束其外熱被却而不得去彌留不行陽無出路故彌更益煩水寒之氣客於皮膚侵及皮膚之陽故內上粟起熱却而煩復為水氣所格故意欲飲水反不得飲凡人身水氣方賴陽氣布之何至身之陽氣反被水氣鬱之宣陽逐水是宜亟亟矣文蛤散行水五苓散兩解猶僅散之於無形若水寒不散結實在胸則心陽被據自非細故

小陷胸之逐水而攻裡白散之下寒而破結皆不得已之兵矣諸所主治皆為水設水之不可誤噀與灌且如此況可誤飲而不知所禁乎

章楠曰人身表為陽裡為陰邪鬱其表陽則身熱發其汗而邪解則陽氣和而身熱自退愚者噀灌冷水欲其退熱熱被冷遏陽氣內擾而煩更甚榮衛不通毛竅邪塞肉上起瘰如粟欲飲水者內煩口燥也反不渴者熱在太陽經未入陽明也服文蛤散以鹹涼清熱滲水如藥力小而不差再與五苓通泄太陽

經府表裏兼治自可愈也身熱皮粟不解者寒閉其陽不達於表故畏寒欲引衣自覆也昧者或又以熱水洗之噀之欲其解寒殊不知邪閉在表必用藥從内達外以泄之而反加以水益令邪欝之熱不得出當汗而不發其汗使邪内擾而煩也假令服藥汗已出而内不和腹中痛者與芍藥加於上法五苓方中則表裏皆和而愈

、徐大椿曰此熱結在皮膚肌肉之中不在胃口故欲飲而不渴文蛤取其軟堅逐水不應則表裏同治宜五苓散

此條傷寒論輯義第一百四十九條卷三

文蛤散方

文蛤 五兩

右一味為散以沸湯和一方寸匕服湯用五合 玉函和下有服字

金鑑曰文蛤即五倍子也

方有執曰文蛤即海蛤之有文理者

王肯堂曰文蛤即海蛤粉也河间丹溪多用之大能治痰

錢潢曰文蛤似蛤而背有紫斑即今吴中所食花蛤俗呼為蒼蠃或昌蛾者是也

周揚俊曰：文蛤謂海蛤之有文理者也，性鹹平無毒。仲景所以治意欲飲水反不渴者，以味鹹走腎，又能滌痰之意。夫欲飲者未嘗真飲也，其邪在經而不在府，然則喉間屬少陰經之所循，故取文蛤之鹹平，疾趨少陰部位，專任之而有全功耳。但本草又曰五棓子亦云文蛤，謂善收頑痰，解熱毒，味鹹性寒，未審孰是。

王晉三曰：蛤禀天一之剛氣而生，味鹹性燥，鹹寒足以勝熱，寒燥足以滲濕。大陷胸治太陽內水結於胸膈，文蛤治水寒之氣外鬱於

表陽縮於內而成結胸只須滲泄水氣功斯畢矣取用紫斑紋者得陰陽之氣若黯色無紋者餌之令人狂走赴水

東洋櫟窻多紀先生案文蛤即今吳人所食花蛤也其形一頭小一頭大殼有花斑的便是王氏以海蛤粉為文蛤恐不然也李時珍本草附方收此方於文蛤條而不載於海蛤條其意可見也又案文蛤海蛤其實無大分別神農本經海蛤主治欬逆上氣喘息煩滿胸痛寒熱唐本云主十二水滿急痛利膀胱大小腸甄權云治水氣浮腫下小便治咳嗽

上氣蕭炳云止消渴潤五藏時珍云清熱利濕化痰飲婦人血結胸本方所用皆取于此義以此别之文蛤似屬海蛤也　又紫文蛤能止煩渴利小便化痰輭堅以此别之又非海蛤也　又紫蛤蜊殼主治潤五藏亦止消渴又治熱痰濕痰老痰頑痰定喘嗽止嘔逆消浮腫利小便止遺精白濁時珍云寒制火而鹹潤下故能降焉好古云蛤粉乃腎經之血分藥也故主濕嗽腎滑之疾大抵海中蚌蛤蚶蠣性味鹹寒不甚遠功能耎散小異大同非若江湖蚌蛤無鹹水浸漬但能清熱利

濕而已然出海中砂石間故功亦能化痰耎堅以此别之蛤蜊又非文蛤也當宗方氏文蛤即海蛤之有文理者是也本草綱目分為三種　又按三因方云文蛤即五倍子最能回津本草在海蛤文甚失其性識者當知之金鑑乃襲其誤耳

柯琴曰病發於陽應以汗解庸工用水攻之法熱被水刦而不得散外則肉上粟起因溫氣凝結於元府也內則煩熱意欲飲水是陽邪內欝也當渴而反不渴者皮毛之水氣入肺也夫皮肉之水氣非五苓散之可任而小

青龍之温散又非內煩者之所宜故製文蛤湯文蛤生於海中而不畏水其能制水可知鹹能補心寒能勝熱其殼能利皮膚之水其肉能止胸中之煩故以為君然陽為陰鬱非汗不解而温在皮膚又不當動其經絡熱淫於內亦不可發以大温故於麻黄湯去桂枝而加石羔姜棗此亦大青龍之变局也其不差者更與五苓散以除未盡之邪若汗出已而腹中痛行虎與芍藥湯以和肝脾之氣

東洋櫟窗多紀先生業柯氏云文蛤一味為散以沸湯和方寸匕服滿五合此等軽剂恐

五十七

難散濕熱之重邪彌更益煩者金匱要略云渴欲得水而貪飲者文蛤湯主之兼治微風脉緊頭痛審症用方則此湯而彼散故移彼方而補入於此而可也其方麻黄湯去桂枝加文蛤石羔姜棗此亦大青龍方變局也此說頗有理故附載此文蛤湯出嘔吐噦下利篇又消渴篇渴欲飲水不止者文蛤散主之即與本方同

、中風病以小便利否定裡證一法

太陽病小便利者以飲水多必心下悸小便少者必苦裡急也

金鑑曰太陽初病不欲飲水將傳陽明則欲飲水此其常也今太陽初病即飲水多必其人平素胃燥可知設胃陽不衰則所飲之水亦可以敷布於外作汗而解今飲水多而胃陽不充即使小便利亦必停中焦而為心下悸若更小便少則水停下焦必苦裡急也

方有執曰飲水多而心下悸者心為火藏水多則受制也小便少則水停所以裡急也

汪琥曰太陽病小便利者是膀胱之府無邪熱也若其人飲水多此熱在上焦心火亢甚小便雖利而渴飲水多則水停犯火必心下

悸若其人飲水多而小便少此熱在下焦為太陽邪熱隨經入府水積不行膀胱之裏必苦急也

柯琴曰此望問法内經所云一者其得之審其上下得一之情者是也見其飲水即問其小便小便利則水結上焦不能如霧故心下悸可者小便少則水畜下焦不能如瀆故裡急可必火用不宣致水停心下而悸水用不宣致水結膀胱而裡急也

喻昌曰小便清利本為邪不在裡若因飲水過多致小便之利則水未入腹先與邪争必

主心下悸也小便少者即小便短赤裡證已具之意但本文云必苦裡急是謂飲水多而小便少者邪熱足以消水故直指為裡證已急也以飲水多三字貫下其旨躍然

尤在涇曰病在太陽之時裡熱未甚水液尚通其外雖病而其內猶晏如也故不可多飲水設飲水多必停於心下為悸所以然者裡無熱不能消水心屬火而畏水水多凌心故惕惕然跳動不寧也然使小便自利則停水自行雖悸猶當自愈若小便不利而少則水不下行積於膀胱必苦裡急裡急者小便欲

行而不能則小腹奔迫急痛也此以飲水所致此於汗下之過而非太陽本病故附於榦旋法下

程郊倩曰犯本亦有寒熱之分則太陽入裡雖有與水利小便之二法豈二法有其所宜獨無所禁乎以水言之太陽病小便利而欲得水此渴熱在上中二焦雖可與水少少與之和其胃而止若飲水過多則水停心下乘及心火火畏水乘必心下悸若小便少而欲得水者此渴熱在下焦屬五苓散證強而與之縱不格拒而水積不行必裏作急滿也

評曰心為火而惡水水既內停心不自安則為悸裡急者溺孔上受煎併膀胱撓是盈而不下輸也

章楠曰小便下脫一不字必由初編傳抄之誤也若果小便利則水下行焉有停逆心悸之證乎其水不消者因三焦氣窒之故心為君火故遇水邪而悸也若小便少比之不利略通其水就下不犯心故不悸而少腹裡急也上數條心悸由內虛此心悸由水邪教人辨證狀雖同而病因有異不可誤也

舒詔曰飲水多而小便利者裡陽衰也故水

氣凌心必心下悸若飲水多而小便少者裡有熱也心下不悸從可知矣

汪琥曰常器之云可茯苓甘草湯又猪苓湯推常氏之意小便利者用茯苓甘草湯小便少者猪苓湯

此條傷寒論輯義第一百三十五條卷二

寒傷榮犯本證第二

、中風病不解熱結膀胱下血有宜先表後裡一法

太陽病不解熱結膀胱其人如狂血自下下者愈其外不解者尚未可攻當先解外外解已但

少腹急結者乃可攻之宜桃核承氣湯

金鑑曰太陽病不解當傳陽明若不傳陽明而邪熱隨經瘀於膀胱榮分則其人必如狂如狂者瘀熱内結心為所擾有似於狂也當此之時血若自下者自愈若不自下或下而未盡則熱與瘀血下蓄膀胱必少腹急結也設外證不解者尚未可攻當先以麻黃湯解外外解已但少腹急結痛者乃可攻之宜桃核承氣湯即調胃承氣加桃核所以攻熱逐血也蓋邪隨太陽經來故又加桂枝以解外而通榮也先食服者謂空腹則藥力下行捷

也　又按太陽病不解不傳陽明邪熱隨經入裡謂之犯本者謂犯膀胱府之衛為氣分膀胱府之榮為血分熱入而犯氣分氣化不行熱與水結者謂之犯衛分之裡五苓散證也熱入而犯血分血畜不行熱與血結者謂之犯榮分之裡桃核承氣湯證也二者雖皆為犯本之證二方雖皆治犯本之藥而一從前利一從後攻水與血主治各不同也

喻昌曰桃核承氣湯用桂枝解外與大柴胡湯解外相似益見太陽隨經之熱非桂枝不解也

程知曰太陽病不解隨經入府故熱結膀胱其人如狂者瘀熱內結心不安寧有似於狂也若血自下下則熱隨瘀解矣然必外證已解乃可直攻少腹急結之邪於調胃承氣中加桃核者欲其直達血所也加桂枝以通血脉兼以解太陽隨經之邪耳

汪琥曰膀胱乃小腹中之物膀胱熱結在衛則尿不利在榮則血不流故作急結之形為下焦畜血之證諦也所以用桃核承氣湯乃攻下焦畜血治少腹急結之藥實非通膀胱熱結之藥也

柯琴曰陽氣太重標本俱病故其人如狂血得熱則行故尿血也血下則不結故愈衝任之血會於少腹熱極則血不下而反結故急然病自外來者當先審表熱之輕重以治其表繼用桃核承氣以攻其裏之結血此少腹未硬滿故不用抵當然服五合取微利亦先不欲下意

方有執曰熱結膀胱即下條太陽隨經瘀熱在裡之互詞狂心病也心主血而屬火膀胱居下焦而屬水膀胱熱結水不勝火心無制則熱與血搏不自歸經反侮所不勝而走下

焦下焦畜血心雖未病以火無制而反侮所不勝故悖亂顛倒語言妄謬與病心而狂者無異故曰如狂也血自下則邪熱不復停故曰愈也少腹指膀胱也急結者有形之血畜積也

尤在涇曰太陽之邪不從表出而內傳於府與血相搏名曰畜血其人當如狂所謂畜血在下其人如狂是也其證當下血血下則熱隨血出而愈所謂血病見血自愈也如其不愈而少腹急結者以法攻而去之然其外證不解者則尚未可攻攻之恐血去而邪復入

裡也是必先解其外之邪而後攻其裡之血所謂從外之內而盛於內者先治其外而後調其內也以下三條並太陽傳本熱邪入血血畜下焦之證與太陽傳本熱與水結煩渴小便不利之證正相對照所謂熱邪傳本者有水結血結之不同也

程郊倩曰夫五苓散之利小便為太陽犯本而設也不知太陽犯本之證舍五苓散尚更有其法焉否乎曰太陽犯本又有氣分血分之不同何謂氣分膀胱主津液是也何謂血分膀胱為多血之經下連血海是也如太陽

病不解熱必隨經入裡搏於下而不化是為熱結膀胱其人不能甯靜必如狂如狂而小便不利者是氣分受邪水得熱沸而上侮心火使然如狂而小便自利者是血分有邪熱逼膀胱津液被耗心火莫制使然倘血已自下則熱隨血出必自愈邪火得泄故也

章楠曰此太陽經府兼病統風寒而言也邪入裡而化熱結於膀胱血脉其血自下者熱隨血泄而自愈如不下血必當攻其瘀血若頭痛惡寒等表證未解者先須解表如先攻裡則表邪又內陷矣表解後但少腹急結者

宜桃核承氣湯下之蓋太陽統領榮衛者也衛屬氣榮屬血膀胱為太陽之府邪熱由榮而入膀胱結於血脉血脉心所主故人如狂也桃核承氣通泄太陽經府以膀胱無上口居於二腸交接之所血脉相通故可使瘀血熱邪從大便而下也

徐大椿曰膀胱多氣多血熱甚則血凝而上干心包故神昏而如狂得熱而行故能自下則邪從血出與陽明之下燥屎同小腹急結是蓄血現症

王肯堂曰犀角地黄湯以治上血如吐血衄

血為上血也桃仁承氣湯治中血如畜血中焦下利膿血之類為中血也抵當湯丸治下焦血如血證如狂之類是下血也上中下三焦各有主治此條當作三證看至下者愈是一證謂其血自下也疑有闕文至當先解外是一證蓋其人如狂是下焦血非桃仁承氣證也自外解至未又是一證恐是自下只去得下焦血而中焦道遠未能盡去故尚留於少腹耳又抵當湯丸其中䖟蟲水蛭性為猛厲不若四物加酒浸大黃各半下之妙

張令韶曰太陽有氣有經其氣從胸而出入

其經挾脊入脩膂而内絡膀胱如病邪從胸脇而入涉於陽明少陽之分則為小柴胡湯證循背膂而入自入太陽之府則為桃仁承氣湯證太陽之府曰膀胱在小腹之間為血海之所膀胱有津液而無血而與胞中之血海相連熱干之陰不勝陽則動胞中之血而自下故其人如狂然病起外邪當先解外必審其小腹急結乃可攻之急結者其血有急欲通之象也桃得陽春之生氣其仁微苦而涌泄為行血之緩藥得大黃以推陳致新得芒硝以清熱消瘀得甘草以主持於中俾諸

藥遂其左宜右有之勢桂枝用至二兩者注家以為解外邪而不知辛能行氣氣行而血乃行也内經曰血在上喜忘血在下如狂此條傷寒論輯義第一百十三條卷二淺注見卷一太陽篇中第廿八頁

桃核承氣湯方

桃仁五十箇去皮尖　大黃四兩　桂枝二兩去皮

甘草二兩炙　芒消二兩

右五味以水七升煮取二升半去滓内芒硝更上火微沸下先食温服五合日三服當微利

成無巳曰少腹急結緩以桃仁之甘下焦畜血散以桂枝辛熱之氣故加二物於調胃承氣湯中也

王肯堂曰甘以緩之辛以散之少腹急結緩以桃仁之甘下焦畜血散以桂枝辛熱之氣寒以取之熱甚搏血故加二物於調胃承氣湯中也按以上證玩之當是桂非桂枝也蓋桂枝輕揚治上桂厚重治下成氏隨文順釋未足據

徐大椿曰微利則僅通大便不必定下血也

汪昂曰大黃芒硝瀉熱去實甘草和中桃仁

破血加桂枝以引出太陽之表也

尤在涇曰此即調胃承氣湯加桃仁桂枝為破瘀逐血之劑緣此證熱與血結故以大黄之苦寒蕩實去熱為君芒硝之鹹寒入血耎堅為臣桂枝之辛溫桃仁之辛潤擅逐血散邪之長為使甘草之甘緩諸藥之勢俾去邪而不傷正為佐也

方有執曰桃仁逐血也桂枝解外也硝黄耎堅而蕩物也甘草甘平而緩急也然則五物者太陽隨經入府之輕劑也先食謂先服湯而飲食則續後進也

周揚俊曰寒傷在營故結熱於少腹者多血少腹為膀胱部位也夫血為心液心屬火熱在膀胱膀胱屬水裡熱上升心火無制有不神明擾亂者乎其人如狂結不去則狂不止也故必以大黄之寒下滌其熱桃仁直達血分甘草以和胃氣不疾不徐熱瘀盡出然後血之不下者使之必下則人之如狂者可以不狂也加桂枝者一以本經血分藥一以外邪恐有未盡也

柯琴曰此方治太陽病不解熱結膀胱小腹急結其人如狂此畜血也如表證已罷者用

此攻之夫人身之經營於内外者氣血耳太陽主氣所生病陽明主血所生病邪之傷人也先傷氣分繼傷血分氣血交併其人如狂是以太陽陽明併病所云氣留而不行者氣先病也血壅而不濡者血後病也若太陽病不解熱結膀胱乃太陽隨經之陽熱瘀於裡致氣流不行是氣先病也氣者血之用氣行則血濡氣結則血畜氣壅不濡是血亦病矣小腹者膀胱所居也外鄰衝脉内隣於肝陽氣結而不化則陰血畜而不行故少腹急結氣血交併則魂魄不藏故其人如狂治病必

五十九

求其本氣留不行故君大黃之走而不守者以行其逆氣甘草之甘平者以調和其中氣血結而不行故用芒硝之鹹以軟之桂枝之辛以散之桃仁之苦以泄之氣行血濡則小腹自舒府氣自安矣此又承氣之變劑也此方治女子月事不調先期作痛與經閉不行者最佳

此方傷寒論輯義在第一百十三條卷二

、中風病不解熱瘀下焦畜血明辨脉證用抵當湯二法

、太陽病六七日表證仍在脉微而沉反不結胸

其人發狂者以熱在下焦少腹當鞕滿小便自利者下血乃愈所以然者以太陽隨經瘀熱在裡故也抵當湯主之

金鑑曰太陽病六七日表證仍在者脉當浮大若脉微而沉則是外有太陽之表而内見少陰之脉乃麻黄附子細辛湯證也或邪入裡則為結胸藏結之證今既無太陽少陰兼病之證而又不作結胸藏結之病但其人發狂是知太陽隨經瘀熱不結於上焦之衛分而結於下焦之榮分也故少腹當鞕滿而小便自利者是血畜於下焦也下血乃愈者言

不自下者須當下之非抵當湯不足以逐血下瘀乃至當不易之法也

喻昌曰畜血而至於發狂則熱勢攻心桃仁承氣不足以動其血桂枝不足以散其邪非用單刀直入之將必不能斬關取勝也故名其湯為抵當抵者至也乃至當不易之良法也

張璐曰此條之證較前條更重且六七日表證仍在曷為不先解其外也又曷為攻裡藥中不兼加桂枝也以脉微而沉反不結胸知邪不在上焦而在下焦也若少腹鞕滿小便

自利則其人之發狂者為血畜下焦無疑故下其血自愈蓋邪結於胸則用陷胸以滌飲邪結少腹則用抵當以逐血

程知曰脉微而沉邪結於裡也表症仍在而反不結胸太陽隨經之邪不結上焦而結下焦小便自利血病而氣不病也

程應旄曰熱結於氣分則為溺澀熱結於血分則為畜血血既畜而不行自非大下其血不愈

王肯堂曰玩仍在字則邪氣為不傳於裡非猶淺也膀胱為太陽本經曰熱在下焦曰少

腹鞕滿曰小便自利皆膀胱之證故總結曰隨經瘀熱也在裡二字要看得活非三陰之裡乃隨經膀胱之裡也

徐大椿曰此亦熱結膀胱之症前桃仁承氣乃治瘀血將結之時抵當乃治瘀血已結之後也

舒詔曰友人李宣本及門學醫問及太陽畜血乃為熱結膀胱其去路自應趨前陰而出曷為方中主用大黄芒硝反奪其大腸何謂也予曰斯言雖乎有理且桃仁承氣與抵當湯為大腸畜血者宜之於畜血膀胱者果不

合也方用紅花小薊生地歸尾萬年霜之類加入五苓散中從小便以逐其邪庶幾有當斯雖臆說亦即可以為定法矣又问大腸畜血與膀胱畜血者何以辨之曰血畜膀胱者少腹硬滿小便自利也大腸畜血者屎雖硬而大便反易其色必黑仲景之法以此為别耳

尤在涇曰此亦太陽熱結膀胱之證六七日表證仍在而脉微沉者病未離太陽之經而已入太陽之府也反不結胸其人發狂者熱不上而在下也少腹鞕滿小便自利者不結

於氣而結於血也下血則熱隨血去故愈所以然者太陽經也膀胱府也太陽之邪隨經入裡與血俱結於膀胱所謂經邪入府亦謂之傳本是也抵當湯中水蛭䖟蟲食血去瘀之力倍於芒硝而又無桂枝之甘辛甘草之甘緩視桃仁承氣湯為校峻矣盖血自下者其血易動故宜緩劑以去未盡之邪瘀熱在裡者其血難動故須峻藥以破固結之勢也

、柯琴曰此亦病發於陽誤下熱入之症也表症仍在下當有而反下之句太陽病六七日不解脉反沉微宜四逆湯救之此因誤下熱邪隨經入府結於膀胱故少腹硬滿而不結胸小便自利而不發黃也太陽經少氣多血病六七日而表症仍在陽氣重可知陽極則擾陰故血燥而畜于中耳血病則知覺昏昧故發狂此經病傳府表病傳裡氣病傳血上焦病而傳下焦也少腹居下焦爲膀胱之室厥陰經脉所聚衝任血海所由瘀血留結故硬滿然下其血而氣自舒攻其裡而表自解矣難經曰氣結而不行者爲氣先病血滯而不濡者爲血後病深合此症之義

、方有執曰瘀血氣壅秘也

此條傷寒論輯義第一百三十二條卷二淺注卷一太陽篇下第二頁

抵當湯方

水蛭 熬　虻蟲 各三十箇去翅足熬　桃仁 二十箇去皮尖

大黃 三兩酒洗

右四味以水五升煮取三升去滓溫服一升不下更服

柯琴曰少腹鞕滿血瘀不行心不得主肝無所神魂不安故發狂或身黃而脉沉結者皆由榮氣不舒故也只以小便之自利決之則病在血分而不謬矣夫瘀血不去則新血不

生榮氣不流則五藏不通而死可立待岐伯曰血清氣濇疾瀉之則氣竭焉血濁氣濇疾瀉之則經可通也非得至峻之剤不足以抵其巢穴而當此重任矣蛭昆虫之巧於飲血者也蝱飛虫之猛於吮血者也茲取水陸之善取血者攻之同氣相求耳更佐桃仁之推陳致新大黄之苦寒以蕩滌邪熱名之曰抵當者謂直抵其攻之所也若雖熱而未狂小腹滿而未鞕宜小其制為丸以緩治之或問血得熱則行此何以反結膀胱熱則小便不通此何以反利乎答曰衝脉為血海而位居

少腹之上膀胱居小腹之極底膀胱熱而血多則血自下而不畜膀胱熱而血少則血凝而結於少腹矣水入於胃上輸脾肺下輸膀胱膀胱為州都之官全藉脾肺氣化而津液得出此熱在下焦上中二焦之氣化不病故小便自利也膀胱不利為癃由太陰之不開不約為遺溺由太陰之不攝凡仲景用硝黃是蕩熱除穢不是除血後人專以氣分血分對講認糟粕為血竟推大黃為血分藥不知大黃之芳香所以開脾氣而去腐穢故方名承氣耳若不加桃仁豈能破血非加蛭蝱何

以攻堅是血劑中又分輕重也凡癥瘕不散久而成形者皆畜血所致今人不求其屬而治之反用三稜等氣分之藥重傷元氣元氣日衰邪氣易結蓋謂糟粕因氣行而除瘀血營氣傷而反堅也明知此理則用抵當丸得治癥瘕及追蟲攻毒之妙

、汪昂曰水蛭蝱虫皆食血之虫故用以治血也二藥人所罕用故又製代抵當湯桃仁生地歸尾潤以通之肉桂熱以動之大黃芒硝以推蕩之穿山甲引之以達瘀所也

、周揚俊曰論在裡有陽明府與膀胱府之辨

下焦又有氣結與血結之分今有表證而脉微沉者以邪入裡且在下也少腹硬滿而小便仍利者則其結非氣分也而洵為血也惟血病遂使主血之心擾亂不寧病勢校重自非桃仁承氣足以勝其任故用抵當湯以攻之也

、王肯堂曰人之所有者氣與血也氣為陽氣留而不行者則易散以陽病易治故也血為陰血畜而不行者則難散陰病難治故也血畜於下非大毒駛劑則不能抵當故治畜血曰抵當湯內經曰鹹勝血血畜於下必以鹹為主故以水蛭鹹寒為君苦走血血結不行必以苦為助是以虻虫苦寒為臣肝者血之源血聚則肝氣燥肝苦急食甘以緩之散血緩肝是以桃仁味苦甘平為佐大黄味寒湿氣在下以苦泄之血亦湿類也蕩血逐熱是以大黄為使四物相合雖苛毒重病亦獲全濟

張璐曰如無虻蛭以乾漆灰代之

太陽病身黄脉沉結少腹鞕小便不利者為無血也小便自利其人如狂者血證諦也抵當湯主之

、金鑑曰此承上條詳其脉證互發其義也太陽病無論中風傷寒但身黃脉大腹滿小便不利兼頭汗出者乃濕熱之黃非瘀血也今身黃脉沉結少腹鞕小便自利其人如狂者則是血證非濕熱也故宜抵當湯以攻其血

、方有執曰諦審也言如此為血證審實無復可疑必須抵當湯始人勿二之意

、程知曰身黃脉沉結小腹鞕三者皆下焦蓄血之證然尚與胃熱發黃相近故當以小便辨之其少腹滿而小便不利者則為無形之氣病屬茵蔯證也其少腹鞕而小便自利者

則為有形之血證屬抵當無可疑矣

汪琥曰按本文云小便不利者之下仲景不言治法成註云可與茵蔯湯補亡論云與五苓散後條辨云屬茵蔯五苓散此三方可選而用之

喻昌曰此一條乃法中之法也見血證為重證抵當為重藥恐後人辨認不清不當用而誤用與夫當用而不敢用故重申其義言身黃脉沉結少腹滿三者本為下焦畜血之證然只現此尚與黃相隣必如前條之其人如狂小便自利則血證無疑而舍抵當一法別

無他藥可代之矣◎小便不利何以見其非
血證耶蓋小便不利乃熱瘀膀胱無形之氣
病爲發黃之候也小便自利則膀胱之氣化
行然後少腹滿者尤爲有形之畜血矣庸工
不能辨證實於此等處未著眼耳
章楠曰此又教人辨濕熱與瘀血有證同而
病異者不可誤治也濕熱瘀結其身必黃而
脉沉結病屬太陰陽明若少腹鞕滿小便不
利者濕閉下焦氣分爲無瘀血也今小便利
則氣分無病其人如狂者是血結證之確諦
諦者審之的也故以抵當湯主之若小便不

利其身黃是濕熱之邪則無如狂之證其有發狂者又屬陽明實熱而不在膀胱則無少腹鞕滿之證矣

尤在涇曰身黃脉沉結少腹鞕水病血病皆得有之但審其小便不利者知水與熱畜為無血而有水五苓散證也若小便自利其人如狂者乃熱與血結為無水而有血抵當湯證也設更與行水則非其治矣仲景以太陽熱入膀胱有水結血結之分故反覆明辨如此

王肯堂曰身黃脉沉結少腹鞕小便不利者

胃熱發黃也可與茵蔯湯身黃脉沉結少腹鞕小便自利其人如狂者非胃中瘀熱為熱結下焦而為畜血也與抵當湯以下畜血

柯琴曰太陽病發黃與狂有氣血之分小便不利而發黃者病在氣分麻黃連翹赤小豆湯症也若小便自利而發狂者病在血分抵當湯症也濕熱留於皮膚而發黃衛氣不行之故也燥血結於膀胱而發黃營氣不敷之故也沉為在裡凡下後熱入之症如結胸發黃畜血其脉必沉或緊或微或結在乎受病之輕重而不可以因症分也水結血結俱是

膀胱病故皆少腹鞕滿小便不利是水結小便自利是血結如字助語辭若以如字實講與發狂分輕重則謬矣

此條傷寒論輯義第一百三十三條卷二

、辨傷寒熱瘀小便反利為畜血用抵當丸一法

傷寒有熱少腹滿應小便不利今反利者爲有血也當下之不可餘藥宜抵當丸

、金鑑曰此承上條而言證之輕者以互發其義而酌其治也傷寒榮病有熱不已伏於榮中其血不隨經妄行致衂則必隨經下畜膀

六十一

胱少腹者膀胱之室也故少腹滿若小便不利則為病在衛分有停水也今小便反利則為病在榮分有瘀血也法當下之宜以抵當湯小其制為丸緩緩下之不可過用抵當湯也

方有執曰上條之方變湯而為丸名雖丸也而猶煮湯焉湯者蕩也丸者緩也變湯為丸而猶不離乎湯蓋取欲緩不緩不蕩而蕩之意也

程應旄曰夫滿因熱入氣分而畜及津液者應小便不利今反利者則知其所畜非津液

也乃血也血因熱而滿結故用抵當湯變易為丸煮而連滓服之使之直達血所以下舊熱蕩盡新瘀乃除根耳

喻昌曰傷寒畜血校中風畜血更為凝滯故變上篇之抵當湯為丸煮而連滓服之與結胸項強似柔痓用大陷胸丸同意

柯琴曰有熱即表症仍在少腹滿而未硬其人未發狂只以小便自利預知其為有畜血故小其制而丸以緩之

徐大椿曰熱而少腹滿又小便不利必兼三者乃為血證諦不可餘藥謂此症須緩下其

血用丸使之徐下

尤在涇曰有熱身有熱也身有熱而少腹滿亦太陽熱邪傳本之證膀胱者水溺所出其變小便不利今反利者乃血瘀而非水結也

此條傷寒論輯義第一百三十四條卷二

抵當丸方

水蛭二十箇猪脂熬黑　蝱虫二十箇去翅足熬

桃仁二十五箇去皮尖　大黃三兩

右四味擣分四丸以水一升煮一丸取七合服之晬時當下血若不下者更服

陶弘景曰晬時者周時也從今旦至明旦

傷寒從新卷二終

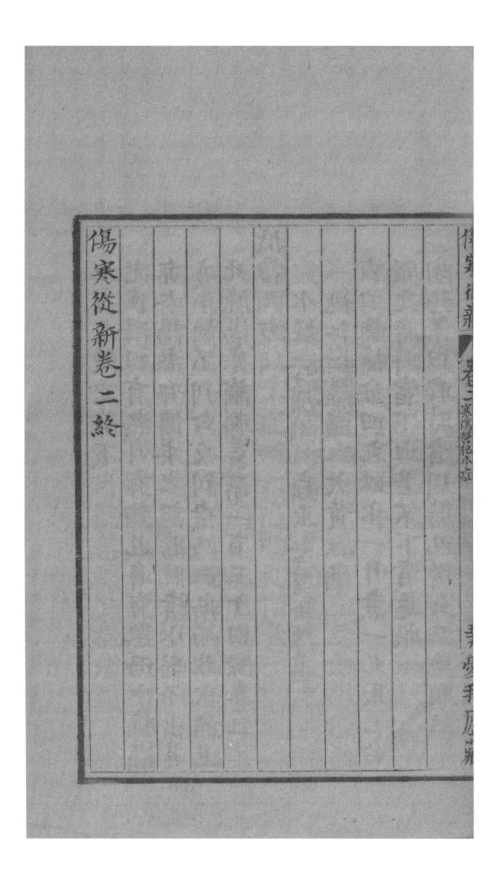